急性期の呼吸管理

\すごく/
役立つ

Gakken

監修者・執筆者一覧

監修

道又　元裕	Critical Care Research Institute 代表

編集

露木　菜緒	集中ケア認定看護師
武田　聡	東京慈恵会医科大学　救急医学講座　主任教授
勝　博史	東京都立小児総合医療センター　看護部 看護担当係長　集中ケア認定看護師
道又　元裕	前掲

執筆，執筆順

戎　初代	東京西徳洲会病院　集中ケア認定看護師／米国呼吸療法士
露木　菜緒	（前掲）
宮本　毅治	純真学園大学　保健医療学部　看護学科　講師
栗原　勇治	福井大学医学部附属病院　南5階　呼吸器センター　看護師長　集中ケア認定看護師
里井　陽介	那覇市立病院　集中治療室　集中ケア認定看護師
髙野　理映	那覇市立病院　脳卒中リハビリテーション看護認定看護師
片山　雪子	日本海総合病院　集中ケア認定看護師
畑　貴美子	横須賀市立うわまち病院　ICU　集中ケア認定看護師
萩　亮介	東京医科大学八王子医療センター　集中ケア認定看護師
高橋　悠葵	地方独立行政法人　秋田県立病院機構　秋田県立循環器・脳脊髄センター　集中ケア認定看護師
普天間　誠	那覇市立病院　集中ケア認定看護師
武田　聡	（前掲）
佐藤　浩之	東京慈恵会医科大学　救急医学講座　助教
大村　和弘	東京慈恵会医科大学附属病院　耳鼻咽喉科　助教
山口　庸子	東京慈恵会医科大学附属病院　ICU　急性・重症患者看護専門看護師
阿部　まり子	静岡県立こども病院麻酔科
鹿瀬　陽一	東京慈恵会医科大学　麻酔科学講座　准教授
三好　沙耶佳	京都大学医学研究科　医学教育・国際化推進センター　非常勤講師
植木　伸之介	東京都立多摩総合医療センター　ICU主任　集中ケア認定看護師
蔵　サユリ	富山県立中央病院　ICU主任　集中ケア認定看護師　特定行為研修修了看護師
三浦　規雅	東京都立小児総合医療センター　PICU主任　集中ケア認定看護師
新井　朋子	東京都立小児総合医療センター　PICU副師長　集中ケア認定看護師
道又　元裕	（前掲）
濱本　実也	公立陶生病院　集中治療室　看護師長　集中ケア認定看護師
入山　亜希	順天堂大学医学部附属順天堂医院　集中ケア認定看護師
中村　紀子	彦根市立病院　看護科長補佐　特定行為研修修了看護師　集中ケア認定看護師
立野　淳子	小倉記念病院　クオリティマネジメント科　科長　急性・重症患者看護専門看護師
白坂　雅子	福岡赤十字病院　集中ケア認定看護師

序　文

　臨床で実践されている呼吸管理は，これまで数多くの研究や臨床経験の基に改変されながら，ヒトの呼吸活動を維持・促進するべく変進を遂げてきています．しかしその一方で，生命維持に欠かせない機能である「呼吸」に関連する管理のトラブルには緊急性が高く，正確な手技が求められるものが多々あります．また，患者のQOLやADLの維持・向上，そして不要な医療費消費の削減が叫ばれるようになった昨今では，合併症などに配慮した人工呼吸管理と早期の離脱（解放）も呼吸管理にまつわる重要な課題となっています．さらに近年では，入院中・退院後の酸素療法をより快適かつ安全に実施するためのデバイスも登場し，保険適用範囲も拡大しています．合併症などのリスクに関するエビデンスも示され，酸素投与の目標やあり方は大きく変化しました．

　臨床では，その呼吸機能に問題を有するすべての患者に相応する完全な呼吸管理は存在しないものの，個々の患者がその時々において，少しでもComfortな呼吸をできるようさまざまな工夫を加えながら実践しています．それが，患者の自発呼吸を整えるための指導を受ける患者，酸素マスクなどの酸素療法を受けている患者，気管切開下にある患者，NPPVや侵襲的機械的人工呼吸療法を受けている患者であれ，すべて変わることはありません．

　その場において最新の知識と手技でトラブルを未然に防ぎ，また人工呼吸器装着患者のQOLに配慮しつつ適切なタイミングでの離床・離脱を得るためには，多職種チームでの多角的なアプローチが欠かせません．とりわけ患者と日常的に接し，医師との橋渡しを行う看護師の役割は，チーム医療の進展とともに重要度を増しているといえます．

　従来，看護師はバイタルチェックや気管挿管による人工呼吸管理などにおいて大きな役割を発揮しており，実臨床や書籍を通しての学びと自己研鑽を重ね続けています．しかし，「呼吸管理」という広い領域において，看護師が身につけておくべき知識や技術はこの限りではありません．

　そこで本書籍では，（1）安全な酸素療法の実施，（2）最新デバイスとしてのNPPVの知識，（3）日常看護の場において起こり得る重篤な呼吸トラブル対応，（4）気管切開による人工呼吸管理とQOL維持，（5）人工呼吸管理下での早期離床と速やかなウィーニング（離脱・解放）という5つのシーンを想定し，看護師が自らの担う役割と手技を理解するための一助となることを目指し，『月刊ナーシング』より企画に則した特集を集め，最新の情報に刷新して1冊に再録しました．臨床実践を繰り返している対象読者が，より網羅的に呼吸管理を学ぶことができる「今までにないくらいに」そしてタイトル通りに「すごく役立つ」書籍となってと思います．

　本書が読者の皆様にとって，さまざまな場面で活用されすごく役立つことを願っています．

2020年1月

編者を代表して

道又元裕

すごく役立つ 急性期の呼吸管理

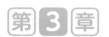

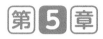

第5章 人工呼吸器装着患者の早期離床とウィーニング

●本書は，『月刊ナーシング』2015 年 10 月増刊号（Vol.35 No.12，通巻 463 号）p.9 〜 61「特集 呼吸管理の重点ケア 第 1 章酸素療法の鉄則」，2018 年 1 月号（Vol.38 No.1，通巻 494 号）p.66 〜 91「特集 ナースが救う命の危機 気道や呼吸のトラブルを防ぐ！」，2018 年 9 月号（Vol.38 No.10，通巻 503 号）p.61 〜 84「特集 気管切開管理 固定・交換・離脱 3 つのおきて」，2018 年 3 月号（Vol.38 No.3，通巻 496 号）p.68 〜 90「特集 やさしい人工呼吸器離脱の進め方」，2018 年 7 月号（Vol.38 No.8，通巻 501 号）p.4 〜 75「特集 重症患者の早期離床マニュアル」を再録・再編したものです．

表紙デザイン：野村里香　　表紙イラスト：坂木浩子　　本文 DTP：真興社
本文イラスト：湯沢知子，ナカムラヒロユキ，姫田直希（wadama），坂木浩子，日本グラフィックス

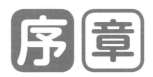

今どきの
急性期呼吸管理とは

いま，
一般病棟での呼吸管理で
起こっていることとは

東京西徳洲会病院 集中ケア認定看護師／米国呼吸療法士　戎　初代

理解の
Point

● 急性期病院における呼吸管理の現状は，施設ごとにさまざまに変化してきている．

● ICUなどで行われてきたシビアな管理も，早い段階で一般病棟に移行するケースも増えておりナースのすべきことも多様化している．

● 環境変化には，チーム医療の推進や，診療報酬変化，デバイスの進歩も影響しており，その只中にいるナースにとって果たす役割は非常に重要である．

患者を取り巻く医療環境の変化に伴い起こっている現状（表1）

1 ICUから一般病棟への転棟と管理の変化

　ここ数年，急性期病院において，クリティカルケア部門の設置に伴い，一般病棟での患者管理状況はさまざまに変化することになりました．それぞれの病院で，看る患者のケア度が上がったケースと，逆にケア度が下がったケースが存在しているかと考えます．

　中でも，ケア度が上がったと感じられるケースでは，これまで一般病棟では看てこなかった患者状態を目の前にし，その状態に見合った観察や医療機器の管理を求められるようにもなったことでしょう．

2 転棟は施設ごとの判断で実施される

　本書のテーマである呼吸管理でいうならば，HFNC（ハイフローセラピー），NPPV（マスクによる人工呼吸），IPPV（人工気道による人工呼吸）が実施されている状況では，患者がそれらを離脱したタイミングだけでなく，まだ使用中であってもクリティカルケア部門にとどまる理由がなければ，一般病棟へ転棟となる施設が非常に多くなりました．

　このような医療機器のサポートを受けている患者を一般病棟で管理しなくてはならない事由は，診療報酬を背景としたクリティカルケア部門での患者の滞在要件の影響にほかならず，それ自体を私たちスタッフが変更することはできません．

　そのため，提供できる医療の質や安全性，提供する側の職員数と質（患者管理体制），経営（病院運営の基盤）の3つを総合的に考えたうえで，それぞれの施設がどのようなベッドコントロールを行っていくのかについて答えを出すことになります．

　本稿ではその中でもナースができること・すべきことに視点を置き，変化に適応するために留意したい基本を振り返りたいと思います．

HFNC：high flow nasal cannula，高流量鼻カニュラ酸素療法　　　NPPV：noninvasive positive pressure ventilation，非侵襲的陽圧換気
IPPV：intermittent positive pressure ventilation，間欠的陽圧換気

表1　呼吸管理の場が変化してきた状況

●診療報酬の影響	●デバイスの進歩	●チーム医療の推進
診療報酬改定が影響し，ICUが超急性期化したことや，重症患者を一般病棟で管理することで看護必要度をふまえた運営を行いたいとする考えなど，施設によって診療報酬の要件をどうクリアするかに焦点が当てられるようになった．	NPPVやHFNCなどデバイスが進歩したことで，侵襲的な人工呼吸器管理を行わねばならなかった一部の患者が，非侵襲的な呼吸管理で踏ん張れるケースが増えてきている．シビアさが弱まったことで，一般病棟でも十分に呼吸管理の対応ができるようになった．	チーム医療の推進とともに多職種連携，呼吸ケアチームのかかわりが強化され，サポート体制の充実や早期離床への取り組みによって，ICUからの早期退出や，一般病棟でもレベルを落とさず呼吸管理ができる体制が整ってきた．

なぜ重症患者を受け持たねばならないか

1 プロフェッショナルとしての矜持（きょうじ）

さて，私たち看護師は，どうしても自分の働いているフィールドのみを考えがちで，上記の選択によって，ケア度の高い患者が転棟してきたときに，「なぜ，この状態の患者を私たちが引き受けなくてはならないのか」と，ストレスを感じる場面もあるだろうと思います．

しかし，重症でケア度の高い患者を永遠に看なくてよい環境があるわけではありません．急性期病院はもちろん，回復期病院においても，医療状況の変化の中で患者層も変化していくという事態を受け止めたうえで，私たちがその変化に適応していかなくてはならないと考えます．それが，プロフェッショナルとしてのオートノミーの1つなのだと思います．

2 どのような患者でも共通してすべき1つのこと

とはいっても，看護としてのすべき基本が揺らぐことではありません．目まぐるしい現場の中でも取り組むことは，「押さえるべきことを見逃さない」，そういう姿勢を持つことにほかならないと考えます．

たとえば，どのような重症度の患者にも，共通して必要な観察があります．「受け持ったときの患者の呼吸状態がどのようなものであるか」，を自分の目と手で確認することです．これはあたり前のことにみえますが，実際は煩雑化する勤務の中で業務内容の引き継ぎだけを行っている場面も多くなっているのではないでしょうか．

また，引き継ぎ場面で気になる患者状態や必要なケアが共有されるのが望ましいのですが，仮にその時点で難しくとも，記録の中だけでも重要な情報が残されている必要があるでしょう．

そして，ふだんより重症だと思える患者を受け持つ際は，できることなら引き継ぎするスタッフと一緒に患者の状態を確認することが重要です．このことは，自分自身の観察力を鍛えることにもつながります．

3 状態の把握とすべき対処を備える

引き継ぎを受け，呼吸状態が良くない場合で，「このような状態は，いつからなのか」を考えることも重要です．

状態が悪いと考えられる所見が視られた場合，それがクリティカルケア部門の在室時からあったのであれば，その不安定さを許容して（対処可能と見越して）一般病棟への転棟という判断をされたわけですから，一般病棟ではさらに悪くなることも想定しておかなくてはなりません．

同時に，さらに悪化した場合の対応について考えておく必要があります．

転棟とその後の具体例からみる変化の捉え方

少し，具体的な場面でイメージしてみましょう．ここでは2つのケースを取り上げます．

症例1　安定した状態でICUを退室したが，その後状態が悪くなったケース

【ICU退室までのプロセス】

- COPDの急性増悪で入院し，肺炎を併発した患者が，2週間の人工呼吸器管理となり，気管切開を行った．ICUは，次の術後患者と緊急入院用に空床を作らなくてはならず，重症度から考え，この患者が一般病棟に移ることになった．
- 患者と家族は人工呼吸器からの離脱を望んでおり，病態的経過から予測すれば，可能性の高いゴールは人

工呼吸器離脱したうえで，気管切開口を閉じ，鼻カ
ニューラによる酸素で自宅へ戻ることである．

- 患者は原疾患のコントロールはできてきている状態．
ただし，離脱については分泌物の排出に関する不安
と，COPDによる予備能力不足の問題が残っていた．
- 人工呼吸器管理となってから15日目，前日の気管切
開の影響はなく呼吸状態は安定しておりSBTをクリ
アしたため，人工呼吸器は離脱した．35％ 6Lの高流
量酸素システム（ネブライザー付き）を使用し，酸素化，
換気ともに安定．自覚症状や呼吸困難を示唆する身
体的所見と自覚症状はなかった．分泌物の除去に関
しては，時折吸引によるサポートが必要であるが，分
泌物自体の減少もしてきており，咳嗽力もついてき
ている．

【一般病棟への転棟後の経過】

- ICU退室時に全体的な状態は安定していたが，一般床
受け入れ2日目に呼吸状態が悪化し，再度人工呼吸管
理が必要なためICUへ再入室となった．

この患者が再入室になった背景として，①人工呼吸
器の離脱がなかなかできなかったこと（予備能力に問題
があった）と，②人工気道を残さなくてはならなかった
ことの2つが考えられます．

これらは，患者の回復過程に影響する可能性がある
問題点です．この2つについては，それぞれに看護介入
を考えておく必要があり，何が起こりうるのかを予測し
ておかなければ，順調な回復過程のためのサポートは困
難です．

予備能力が低い患者には，どのようなことに注意し
なくてはならないのか，どのようなことをケアに取り入
れ予備能力を維持もしくは少しでも改善できるのか，と
いう視点が必要になります．

また，人工気道を有している場合は，そのほとんどで，
気道保護が患者自身で不可能もしくは困難な（気道の開
通を行うための身体的機能がない，もしくは限りなく少
ない）状態です．患者自身で気道保護ができない理由が
何であるのかを考える必要があります．

それは永久に失われた機能なのか，回復過程で改善
する可能性のあるものなのか，今回の病態変化によって
一時的に悪い状態に陥っているのかなどです．この理由
がどこにあるのかによって，看護介入は変わってきます．
本事例では，病期として分泌物がいまだ多いことと，

予備能力低下から分泌物の除去が難しいことに対する
介入がポイントに思われます．

このような状態にありながら，患者の自覚症状や呼
吸状態の確認，分泌物除去をどのように進めていくかを
プランされていなかった，もしくはプランはあっても実
行されていなかったとしたら，呼吸状態悪化への要因に
なりえたでしょう．

もちろん，原因疾患や既往疾患自体の治療的なコン
トロールができていなかった可能性や，予測が難しかっ
たほかの要因もあったのかもしれません．

**症例2　HFNCを使用したままICUを退出し，その後，
順調に回復したケース**

【ICU退室のプロセス】

- 患者は心臓血管術後2日目に，HFNCを使用し胸腔ド
レーンが入ったままで一般病棟に退出となった．最
近，HFNCを一般病棟で管理することが増えてきて
はいるが，同病棟ではその経験は浅かった．
- ICUからの引き継ぎ時に，なぜこの患者にHFNCを
使用しているのについて以下のように共有されてい
た：術後1日目に人工呼吸器を離脱し，人工気道を抜
去した後，低流量システムの酸素を使用していたも
のの，呼吸回数の上昇が改善せずSpO$_2$の低下を認め
た．胸部X線で肺野の広がりが悪いことが確認され，
一部無気肺も考えられる所見があった．
- NPPVの使用も検討したが，顔面の一部にテープに
よる皮膚損傷を認めていたこともあり，いったんは
HFNCから開始しその効果を確認することになった．
- HFNC使用後，呼吸困難の自覚症状や呼吸補助筋の
使用が改善され，酸素化も安定．術後2日目には，痛
みのコントロール下において分泌物の喀出も有効と
なり，酸素濃度を徐々に下げている状況で，胸部X線
の所見が悪化することはなかった．

【一般病棟への転棟後の経過】

- 治療を継続したまま一般病床へ転棟．術後3日目に胸
腔ドレーンを抜去し，HFNCから低流量システムに
移行し，酸素投与は1L/分まで減量され，投与中止後
も安定している状態を維持できた．

本事例では，一般病棟での管理が始まった時点から，
ICUでの情報を元に，①悪化の傾向はどのような前兆で
見つけることができるのか，悪化した場合はどのように

COPD：chronic obstructive pulmonary disease，慢性閉塞性肺疾患　　　SBT：spontaneous breathing trial，自発呼吸トライアル

対応するのか，②順調に回復しているという状態をどのように評価すればいいのか，について共有しておく必要があると考えます．

具体的には，HFNCによる酸素投与の効果（自覚症状の出現や，呼吸補助筋使用の出現や悪化を認めない状態で，SpO$_2$の目標値を維持）を評価しつつ，必要最低限の酸素使用量に調整していきます．また，食事や口腔ケアの際に，誤嚥の有無の確認と分泌物の喀出状況をチェックすることで，それらが状態悪化の要因としてのアセスメントにつなげることができます．

HFNCの経験は浅かったかもしれませんが，基本的なアセスメントと対応を押さえておけば順調な経過をたどれることも多くあるでしょう．

変化を知ることで見えてくるもの

1 まず変化を見つけよう

この2ケースのように，クリティカルケア部門退室時の安定していた状態から，一般病棟に転棟後も順調な経過をたどる場合と，一方で状態が悪くなり再入室となる場合どちらも起こりえます．各施設によって転棟の基準も判断も異なりますし，われわれスタッフは患者状態によって受け入れの有無を変えることは難しく退室後の患者状態を一律のものとして想定はできないでしょう．

ですから，どのような状態の患者であったとしても，ケアしたことのない患者状態であったとしても，受け入れが決められたなら，起こりうる変化を想定し，できることに向き合うしかありません．そして，必要最低限行わなくてはならないことは，よいことも悪いことも「変化」を見つけることだといえるでしょう．

2 患者にとっての今の基準を知っておく

患者は，それぞれに状態が異なります．私たちは一般的な正常範囲を学びますが，臨床においては，患者個々で受け持った時点もしくは安定している状態が評価の基準となるのが実践的で，その状態変化をつかんでいくことが臨床には必要です．

呼吸状態に限りませんが，患者をパッと視たときどんな状態なのか（目を合わせたらどんな反応が返ってきたか，どのような呼吸をしているのか，皮膚に触れたときの感触など），「受け持った時点」で確認しておくことが重要になります．それがあるからこそ，それを基準に状態変化を判断することができるのです．

管理したことのない医療機器を使用している患者，というだけで看ることの「怖さ」を感じることは，医療従事者であればあたり前で，むしろその「怖さ」があるからこそ慎重になれるという効果もあります．一方，過剰な「怖さ」は私たちの心を乱し，通常のパフォーマンスにも影響してしまうことがあります．

それでもなお，先述のようにどんなに理解のむずかしい医療機器が使用されていたとしても，私たちにできることがあります．それが，「受け持ったときの患者の状態を把握しておくこと」であり，言い換えると「変化を見つけられるための基準を認識しておくこと」になります．

私たちは患者を看るとき1人ではありません．急性期病院の中で1人で勤務をするということは，現在の医療現場ではほとんどないといえるでしょう．管理したことのない医療機器については，自分自身で学習することも大事ですが，院内の専門家に協力してもらうこともできます．スタッフ同士なら，日頃から多職種で働いている

Column

1

昨今臨床での学びとして優先されがちなのは，医療機器の設定自体の知識や，異変時にどう動くべきかのハウツウのように感じられます．しかし，看護師として最も重要なのは，「あれ？さっきと違う」と気がつき，先輩看護師や医師に患者状態の変化を報告できることです．この観察力がなくては，次の報告の一手，さらには根拠ある対処には進まないからです．

そもそも対処方法は，この観察を経ての経験を通じて身についていくものですし，対処前の状態変化がわかっているからこそ，対処後の観察ポイントもわかるのです．私たち看護師が最も身につけておくべきスキルである「観察力」は，私たちが業務に流されずに「意識」して患者を看ることにより鍛えられていくものです．

ということを前提に，良好なコミュニケーションをとっておくことでそのつながりも強まるでしょう．

　病棟を管理する者であれば，スタッフがそのような

良好な多職種協同を行えるように，ハード面もソフト面も職場環境を整えることが必要でしょう．

呼吸管理の実践場面から評価の視点を学ぶ

　ここでは，呼吸管理の3つのシーンから，これだけは

確認しておきたい評価の3ポイントを示していきます．

[HFNCの管理でおさえること]→最初にシーンAを3秒観察し，次にシーンBを観察して違いを見つける

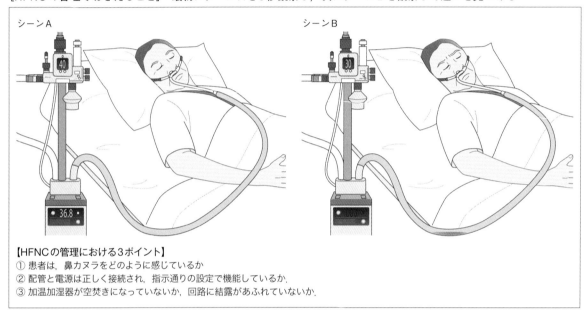

【HFNCの管理における3ポイント】
① 患者は，鼻カヌラをどのように感じているか．
② 配管と電源は正しく接続され，指示通りの設定で機能しているか．
③ 加温加湿器が空焚きになっていないか，回路に結露があふれていないか．

[NPPVの管理でおさえること]→最初にシーンAを3秒観察し，次にシーンBを観察して違いを見つける

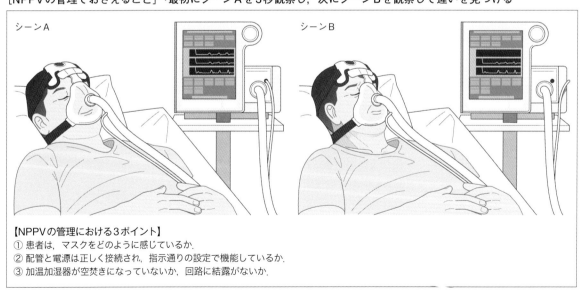

【NPPVの管理における3ポイント】
① 患者は，マスクをどのように感じているか．
② 配管と電源は正しく接続され，指示通りの設定で機能しているか．
③ 加温加湿器が空焚きになっていないか，回路に結露がないか．

[IPPVの管理でおさえること]→最初にシーンＡを3秒観察し，次にシーンＢを観察して違いを見つける

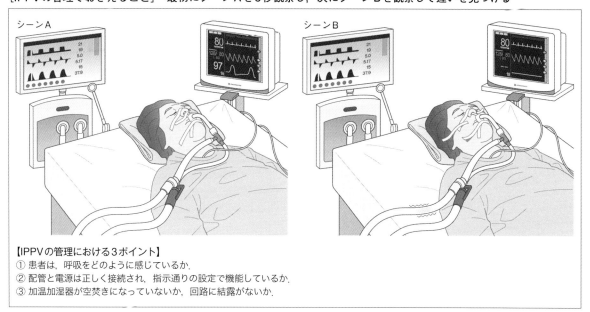

シーンＡ　　　　　　　　　　　　　　　　　　シーンＢ

【IPPVの管理における3ポイント】
① 患者は，呼吸をどのように感じているか．
② 配管と電源は正しく接続され，指示通りの設定で機能しているか．
③ 加温加湿器が空焚きになっていないか，回路に結露がないか．

骨組みになるのは先述した2つです．
• 「受け持ったときの状態を確認しておくこと」
• 「変化を見つけられる基準を認識しておくこと」

　これを大前提にして，それぞれの呼吸管理の場面ごとにポイントを挙げて展開します．理解を深めるため，その後に絵を提示しますので，そこにある違いを探してみてください．最初の1枚（シーンＡ）を3秒だけ観察し，自分の目が何を覚えていて，次の1枚（シーンＢ）を観察したとき，どんな違いを見つけられるか試してみてください．

　次に，もう一度最初の絵で，どこに何があるかを意識して1分間観察してください．その後もう一度次の1枚を観察してください．

　最初の1枚を無意識で3秒だけ観察したときと，2回目に意識して1分観察したときでは，2枚目の絵からどのようなことを理解することができたでしょうか．

＊

　これら3つのケースをすべて覚えていたからといって，インシデントや医療事故が起こらないわけではありません．さらにいうと，多くのことを勉強していたとし

ても，何かが起きるときには起きます．どんなにベテランであっても，仕事を始めたばかりの方でも，「なぜ自分がそれを行っているのか」という認識をもちつつ行動していなければ，事故につながる可能性は高くなります．とくにベテランの場合，自分自身に慢心していると，いつもなら何も起こらない場面で重大なことが起こってしまうこともあります．

　何かが起きたときに，いちばんに守らなくてはならないのは何でしょうか？　答えは言うまでもなく，「患者」です．人工呼吸器のことをたくさん理解していたとしても，「患者」を理解していなかったら（患者自身の変化を見つけられなかったら），どうでしょうか．人工呼吸器に関する知識はあるのに，「患者」を救えないかもしれません．

　私たちがあらゆる状態の患者を看る場合に忘れてはいけないのは，多くの医療機器に惑わされずに「患者」に着目すること（私たちができる基本に戻ること）です．最初に述べた「受け持った時点での患者の状態を確認しておくこと」「変化を見つけられる材料をそろえておくこと」の重要性を理解し，すこしでも患者を看る「怖さ」を軽減することにつながったらと思います．

第 1 章

酸素療法の鉄則

見てわかる
いちばん新しい酸素療法の
デバイスと使い方

集中ケア認定看護師 露木菜緒

> 鉄則
> ①
>
> 酸素療法は日進月歩である.
> より安全で快適に酸素を提供するため,
> 新しいデバイスの知識が必要となる.

酸素療法はシステムやデバイスも日々進化し,低酸素血症や呼吸不全の患者に,より安定・快適に酸素を提供できるようになりました.ここでは,新しい酸素療法のデバイスの例を紹介します(HFNCは後述).

酸素療法
システム

インスピロン
イージーウォーター p.17

酸素マスク

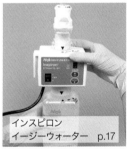

オープンフェース
マスク p.19

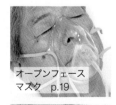

エコマスク p.19

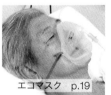

シレンテベンチュリー
マスク p.19

在宅酸素用
カニューラ

オキシマイザー
ペンダント p.20

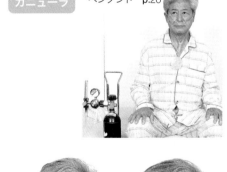

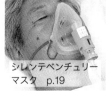

オキシマイザー p.20

酸素メガネ p.20

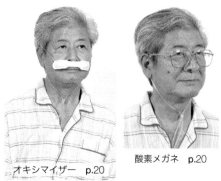

HFNC:ハイフローネーザルカニューラ

酸素療法システム

酸素療法の閉鎖式加湿システム

加湿用滅菌蒸留水を1回ごと使いきりで交換する加湿システムです．従来は滅菌水を注ぎ足していましたが，加湿ボトルごと交換することで大気に開放されず，酸素ガスへの細菌などの種々の混入を防ぐことができます．酸素流量を30L/分以上にはできない通常の酸素療法システムです．

1 インスピロンイージーウォーター

▼ 特徴

インスピロンイージーウォーターは，インスピロンネブライザーが改良されたものです．

いままでは加湿用の蒸留水は継ぎ足しで行っていましたが，ワンタッチで接続できる閉鎖式加湿システムになりました．また，余剰な水をボトルへ戻すためのリターンチューブが内蔵され，接続の手間が軽減．さらに高流量システムで問題となる音も従来のものより小さくなりました．

▼ 使い方

・ヒューミディファイアー：低流量システム

蒸留水ボトルとアダプターの▼▲を合わせ，●まで45度回します．あとは酸素流量計と酸素マスクなどを取りつけるだけです（1-a〜d）．

・ネブライザーシステム：高流量システム

ヒーターとネブライザーアダプターの▼▲を合わせ，●まで45度回し取りつけます（ヒーターが必要なときのみ）．

次に，蒸留水ボトルとヒーターを同様に接続します．あとは，酸素流量計と蛇管やマスクなどを取りつけるだけです．

酸素濃度調節ダイヤルで酸素濃度を設定し，流量計で酸素流量を調節します．ヒーターが必要なときは電源を入れ，温度調節ボタンで設定します（2-a〜d）．

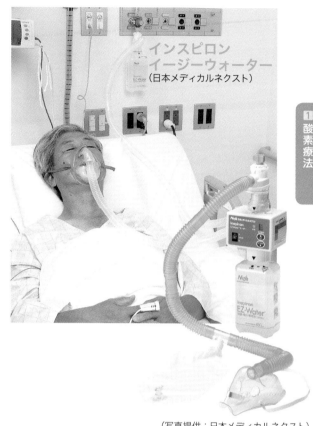

インスピロン
イージーウォーター
（日本メディカルネクスト）

（写真提供：日本メディカルネクスト）

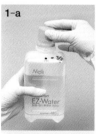

1-a ①蒸留水ボトルの蓋をあける．

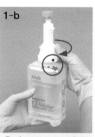

1-b ②ボトルの▲に合わせるようアダプターの▼を接続する．

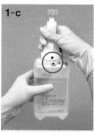

1-c ③アダプターの▼をボトルの●に合わせるよう回す．

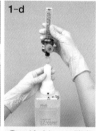

1-d ④アダプターに酸素流量計などを取りつける．

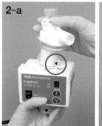

2-a ①ヒーターの▲とアダプターの▼を合わせるように接続する．

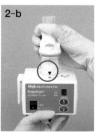

2-b ②アダプターの▼をヒーターの●に合わせるよう回す．

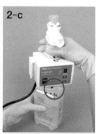

2-c ③ヒーターの▼をボトルの▲に合わせるよう接続する．

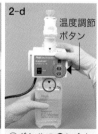

2-d 温度調節ボタン
④ボトルの●に合わせるよう回す．
⑤温度調節ボタンで温度を設定する．

② レスピフロー

　レスピフローは加湿ボトルが
ハードボトルであり，装着性に
優れ外からの衝撃に強いという
メリットがあります．

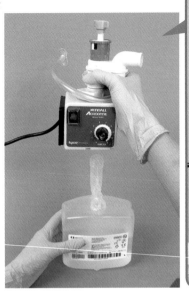

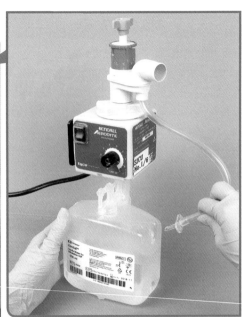

③ カームピュア

　カームピュアは加湿ボトルが
ソフトバッグであり，柔軟性が
あるため狭い場所でも使用で
き，在庫管理も場所を取りませ
ん．

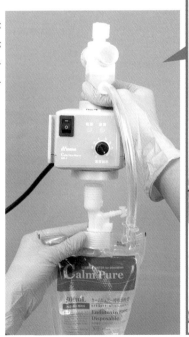

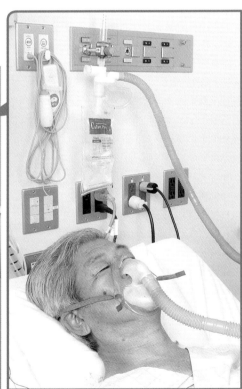

酸素マスク

最近は酸素療法システムだけでなく，酸素マスクも進化しています．次に，酸素マスクのデバイスを紹介します．

① オープンフェースマスク

▼ 特徴

マスクの側溝が大きく空いており，閉塞感や息苦しさを軽減でき，呼気の再呼吸が減少します．

マスクの形は日本人に合わせてデザインされ，大きさもS〜Lの3種類，そのうちMとLは顎まで覆うタイプと通常のものと2種類あります．紐は皮膚に優しい素材（ブラジャーの肩紐と同様の素材）で2本あることから安定性がよく，耳介潰瘍の予防にもなります．

▼ 使用時の利点

オープンフェースマスクは，酸素の噴出し方向が鼻に向けて傾けてあるので，効率的に酸素が吸入できます．

また，酸素をやさしく流すため違和感が少なく，目の方向への酸素漏れが少ないため目の乾きも抑えられます．

② エコマスク

▼ 特徴

側溝などが大きく空いていない通常のマスクですが，柔らかい素材で不快感が少なく，リークしにくい形状です．マスクの紐を耳の下部で固定するため，耳介潰瘍などのトラブル対策になります．

マスクのサイズは1種類ですが，マスクの端が内側に折り返され酸素が逃げにくい構造であり，さまざまな顔の形に対応できます．

▼ シレンテベンチュリーマスク

高流量システムは2種類あり，通常の色分けされたダイリューター（駒）を用いたベンチュリーエコマスク以外に，酸素濃度を設定するバルブを1つ取りつけるだけのシレンテベンチュリーマスクがあります．

シレンテベンチュリーマスクは26〜50％まで7段

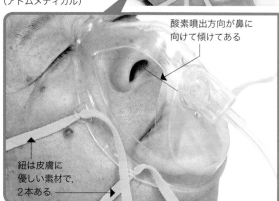

オープンフェース
マスク
（アトムメディカル）

酸素噴出方向が鼻に向けて傾けてある

紐は皮膚に
優しい素材で，
2本ある

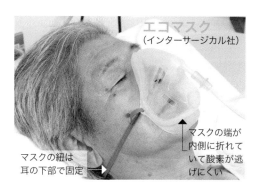

エコマスク
（インターサージカル社）

マスクの端が
内側に折れて
いて酸素が逃
げにくい

マスクの紐は
耳の下部で固定

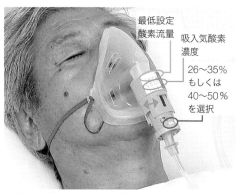

最低設定
酸素流量

吸入気酸素
濃度

26〜35％
もしくは
40〜50％
を選択

シレンテベンチュリーマスク

表1　シレンテベンチュリーマスク

推奨設定酸素流量（L/分）	3	4	6	8	10	12	15
吸入気酸素濃度（%）	26	28	31	35	40	45	50
総流量（L/分）	47	44	48	48	40	40	41

表2　オキシマイザーペンダント酸素設定の目安

本品を使用した状態での酸素流量を設定する.

必要量（標準カニューラ使用時）（L/分）											
2.0	3.0	3.5	4.0	5.0	5.5	6.0	6.5	7.0	7.5	8.5	9.5
本品使用時の設定流量（L/分）											
0.5	1.0	1.5	2.0	2.5	3.0	3.5	4.0	4.5	5.0	6.0	7.0
酸素減少率（％）											
75.0	66.6	57.1	50.0	50.0	45.4	41.6	38.4	35.7	33.3	29.0	26.0

〈注意〉リザーバー部に負担をかけるおそれがあるため，設定流量7.0L/分以下で使用する.

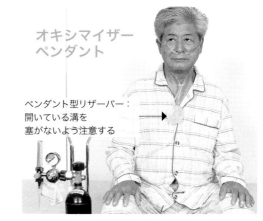

オキシマイザーペンダント

ペンダント型リザーバー：
開いている溝を
塞がないよう注意する

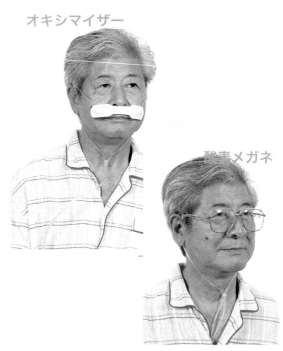

オキシマイザー

酸素メガネ

階で酸素濃度を設定できます（**表1**）．推奨流量を設定すると総流量は40L/分以上となります．ただし，バルブの部分に金属のバネを使用しているため，MRI時は外さなければなりません.

在宅酸素療法用カニューラ

　在宅酸素療法（HOT）用のカニューラも進化しています．在宅では病院のような配管がないため，より効率的に酸素ボンベから酸素吸入できるように工夫されたデバイスがあります.

① オキシマイザーペンダント

　呼気時にペンダント型リザーバーに酸素が流れ込み，吸気時にリザーバーに蓄えられた酸素も吸入できます．これにより効率よく酸素吸入でき，最大75％の酸素の節約が可能になります．**表2**に酸素設定の目安を示します.

　使用時はペンダント部分を衣服の下にしまうことも可能ですが，ペンダントに開いている溝を塞がないように注意します.

　オキシマイザーペンダントはやや音が大きく重みがあり，カニューラが太いというデメリットがあります．それを解消したのが，次のオキシマイザーです.

② オキシマイザー

　目的はオキシマイザーペンダントと同様ですが，こちらは鼻下の部分にリザーバーが設置されています.

　通常の酸素カニューラより目立つため外観が気になることがありますが，ペンダント型より音は静かで軽いです．実際に装着してもらい，よいほうを選択してもらうといいでしょう.

HOT：home oxygen therapy，在宅酸素療法

③ 酸素メガネ

　酸素カニューラなど，人目が気になる場合には酸素メガネが最適です.

　メガネフレームに沿って酸素チューブを通しているため，鼻の下にカニューラがなく目立ちにくいです.

引用・参考文献
1）高野英一：メーカー担当者が解説！ 新しい酸素投与装置（3）ハイホーネブライザー．これで完璧！ 急性呼吸不全患者への酸素投与パーフェクトマニュアル．呼吸器ケア，11（8）：842-846，2013.
2）美根啓二：メーカー担当者が解説！新しい酸素投与装置（1）オキシマスク．これで完璧！ 急性呼吸不全患者への酸素投与パーフェクトマニュアル．呼吸器ケア，11（8）：833-836，2013.

コラム

挿管前酸素化

集中ケア認定看護師　露木菜緒

　酸素療法を行っても低酸素血症を改善できないときなどは気管挿管が必要になります。そして気管挿管を行う際は，直前の酸素化がとても重要です。

　気管挿管時は自発呼吸が停止しているため，挿管操作中はどんどん低酸素になり，時間がかかってしまうと脳死や心停止という重篤な合併症につながります。しかも，パルスオキシメーターによる動脈血酸素飽和度（SpO_2）によるモニタリングでは，十分な換気の評価にはならないのです。

　その理由は，換気ができず，酸素供給が絶たれた状態で酸素消費が進行していても，SpO_2は比較的高い値が長く維持されるためです。そして，SpO_2が低下し始めるとその速度は急速で，そこから換気を切り替えても間に合わないことが多いのです。

　そこで挿管前に十分に酸素化をしておくことが重要ですが，ここにも注意が必要になります。空気中の酸素濃度は約21％で残りは窒素，そして肺にも窒素がたくさんあります。つまり，100％の純酸素で換気しても，窒素が酸素に代わり期待する状態になるまで5分程度かかると言われています[1]。したがって，SpO_2の上昇だけを指標にするのではなく，挿管前には十分に時間をかけ

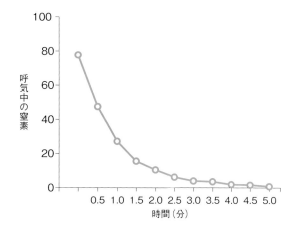

て酸素化をすることが大事です。また，挿管中の低酸素を防止する目的で，最近は高流量鼻カニューラ（HFNC）が使用されることも増えてきました。

1) Nimmagadda U, et al.：Preoxygenation with tidal volume and deep breathing techniques：the impact of duration of breathing and fresh gas flow. Anesth Analg,92（5）：1337-1341, 2001.

新しい酸素療法のしくみ
ハイフローネーザルカニューラを再チェック

集中ケア認定看護師 **露木菜緒**

鉄則 2

高流量の酸素投与を行えるハイフローネーザルカニューラを用いるケースが増えている. このハイフローセラピーを正しく理解することで, 安定・快適な酸素療法が提供できる.

鼻カニューラを用いながら高流量の酸素投与を行うことのできる「高流量鼻カニューラ(High-flow nasal cannula：HFNC)」は, 画期的, 革新的な新しい酸素療法のデバイスとして, 急性期領域から広まってきました.

高流量酸素療法はハイフローセラピー (High Flow Therapy；HFT) といい, 平成28年度診療報酬の改定で加算算定できるようになったことから, さらに急速に普及しています(平成30年度の診療報酬改定で15歳以上の場合1日192点の算定ができます).

HFNCはハイフローセラピーを行うためのデバイスの名称であり, HFNCを用いた酸素療法をHFNC-OT (high-flow nasal cannula oxygen therapy) と呼ぶように統一されつつあります(日本呼吸ケア・リハビリテーション学会『酸素療法マニュアル』より).

本稿では, Fisher & Paykel (F&P) 社製のOptiflowを取り上げます.

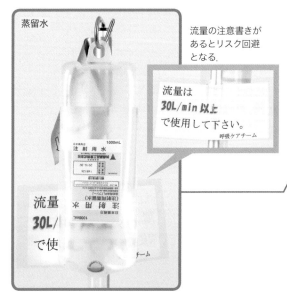

流量の注意書きがあるとリスク回避となる.

流量は
30L/min 以上
で使用して下さい。
呼吸ケアチーム

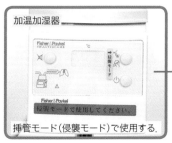

挿管モード(侵襲モード)で使用する.

HFNCの特徴と適応・禁忌

HFNCは, 加温加湿されたガスを高流量(30 ～ 60L/分)で専用の鼻カニューラから供給することができる高流量システムの酸素療法デバイスです. 通常の酸素療法では5L/分以上のガスを鼻から供給することはできません

＊ハイフローセラピー：患者の吸気よりも高いフローでガスを供給することにより, 呼吸をサポートする方法.

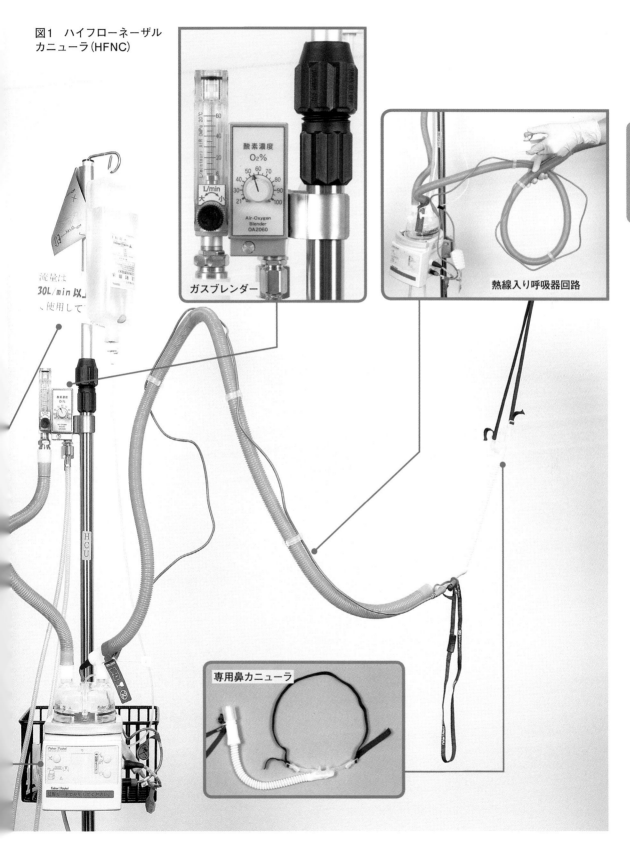

図1　ハイフローネーザル
カニューラ（HFNC）

ガスブレンダー

熱線入り呼吸器回路

専用鼻カニューラ

図2　ハイフローネーザルカニューラの組み立て

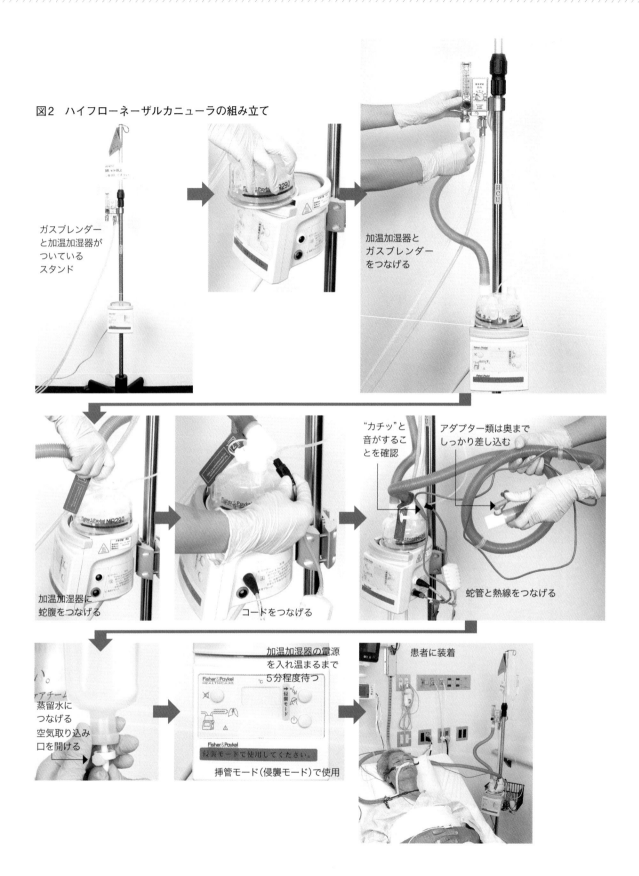

ガスブレンダー
と加温加湿器が
ついている
スタンド

加温加湿器と
ガスブレンダー
をつなげる

加温加湿器に
蛇腹をつなげる

コードをつなげる

"カチッ"と
音がするこ
とを確認

アダプター類は奥まで
しっかり差し込む

蛇管と熱線をつなげる

蒸留水に
つなげる
空気取り込み
口を開ける

加温加湿器の電源
を入れ温まるまで
5分程度待つ

挿管モード（侵襲モード）で使用

患者に装着

が，HFNCではガスを加温加湿することによって高流量でも鼻の痛みを抑え，酸素を供給することができます．

HFNCのシステムは，専用鼻カニューラ，専用ガスブレンダー，熱線入り回路，加温加湿器で構成されています（図1，2）．

HFNCの適応と禁忌は**表1**の通りです．

ハイフローネーザルカニューラのメリット

HFNCは**表2**のようなメリットがあり，これによりガス交換の改善や呼吸仕事量の減少，快適性の向上などの利点が得られます．

① 設定した酸素濃度を100％まで安定して供給できる

設定した酸素濃度を正確に供給するための大きな違いは流量計にあります．通常の流量計は15L/分までしかありませんが，HFNCは60L/分まで設定できます．

成人の平均吸気流量は一回換気量500mLを1秒で吸うため，30L/分になります．通常の流量計では15L/分で酸素を流しても，残り15L/分ぶんは室内気（空気，酸素濃度21％）を吸っていました．そのため，いままでの高流量システムでは50〜60％程度しか酸素濃度が得られず，それは患者の呼吸パターンに左右され，酸素濃度は安定しませんでした．

HFNCは一回換気量以上の吸気流量を設定できるため，安定して設定した酸素濃度を供給することができます．したがって，吸気流量は30L/分以上に設定する必要があります（**写真1**）．

② 粘膜線毛クリアランスの最適化

粘膜線毛機能の最適化は，人工呼吸器と同程度の加温加湿をすることによって得られます．加温加湿が不十分な場合は鼻粘膜の刺激が強く，痛み，出血につながります．

十分な加温加湿を得るためには，加温加湿器は人工呼吸器を使用しているときと同様に設定します．加温加湿器はOptiflowであればF&A社製のMR850が主に使用されています．

MR850は挿管モード（侵襲モード）とマスクモードの2種類ありますが，HFNCでは挿管モードで使用します（**写真2**）．挿管モードでは37±0.5℃に自動調整されます．マス

表1　HFNCの適応と禁忌

適　応
○ 呼吸不全，心不全など著明な低酸素状態の患者
○ 酸素濃度60％以上が必要な患者
○ 安定した酸素濃度が必要な患者
○ 一回換気量が多い患者
○ リザーバーマスクでもSpO₂が90％以上にならない患者 など

禁　忌
○ 自発呼吸がない患者
○ 換気補助が必要な患者
○ 鼻出血，鼻閉塞の患者
○ 上気道閉塞の患者
○ 顎顔面外傷などの患者　など

表2　HFNCのメリット

❶ 設定した酸素濃度を100％まで安定して供給できる
❷ 粘膜線毛クリアランスの最適化
❸ 解剖学的死腔を洗い流す
❹ 少量のPEEP効果
❺ 食事や会話の制限を受けない

写真1

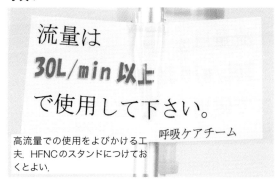

高流量での使用をよびかける工夫．HFNCのスタンドにつけておくとよい．

写真2

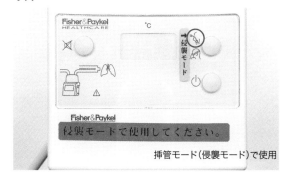

挿管モード（侵襲モード）で使用

クモードでは31±0.5℃であり，加湿が不十分となります．

③ CO₂を洗い流す

HFNCは鼻咽頭に高流量ガスが直接供給されるため，鼻咽頭のCO_2を洗い流すことができます．これによりCO_2除去を促進する換気量の割合が増加したり，吸気抵抗が減少することで呼吸仕事量を減少させることができます．

④ 少量のPEEP効果

HFNCでは鼻咽頭に高流量ガスが直接供給されるため，気道に陽圧がかかり，少量のPEEP様の効果が得られると考えられています．

しかし，口の開閉によりこの陽圧効果は変わります．とはいえ，患者に常時閉口をしてもらうこともできません．そのほかにも，供給ガス流量や鼻孔周囲からのリーク，呼吸パターンなどにも影響されるため，PEEP効果は確実なものではないことを知っておく必要があります．

⑤ 食事や会話が可能

HFNCは高流量システムでありながら鼻カニューラ

であるため，会話時などにマスクを外すことなく酸素療法を継続できます．

ハイフローネーザルカニューラ使用のポイント

① 鼻カニューラの選択

鼻カニューラを選ぶ際は，カニューラによって，鼻孔が塞がれることのないようサイズを検討します．OptiflowはS・M・Lの3サイズあります（**写真3**）．一般的には，女性はS，男性はMなどを目安とし，選択するとよいでしょう．

そのうえで，鼻腔の大きさは個人差があり，顔の大きさに比例しない患者もいることを考慮します．また，胃管挿入されている患者はSサイズになります．

② 鼻カニューラの装着方法

先にネックストラップを首にかけ，カニューラを鼻にあて，ストラップを後頭部に回し，きつくならないようにストラップを調整します（**図3**）．次に回路に接続し，ネックストラップを引き回路のテンションがかからないようにします．

③ 加温加湿

加温加湿器は，電源を入れてから温まるまでに5分程度を要します．患者に装着する前にあらかじめ設定流量で流し，温まったことを確認してから装着します．

また，加湿用蒸留水の消費は非常に早く，500mLであれば3時間程度でなくなることもあります．当然，蒸留水がなくなったら加湿できないため，なくなる前に早めに交換する必要があります．

なお，自動設定の温度では「熱い」と感じる患者もいます．そのときは臨床工学技士などに相談し，設定温度を下げてもらいます．しかし，その際は鼻粘膜の刺激による痛み，粘膜線毛クリアランス効果が減少することを認識し，観察する必要があります．

④ 流量設定

HFNCは30～60L/分まで流量を設定できます．前述したように設定した酸素濃度を正確に供給するためには，患者の吸気流量を上回るガス流量を供給する必要があります．

患者の吸気流量を上回っているかを判断するポイン

写真3　鼻カニューラのプロングサイズ

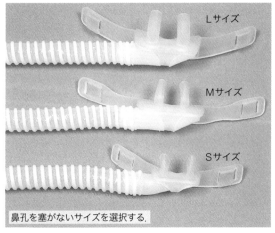

Lサイズ

Mサイズ

Sサイズ

鼻孔を塞がないサイズを選択する．

PEEP：positive end-expiratory pressure，呼気終末陽圧

図3　鼻カニューラの装着方法

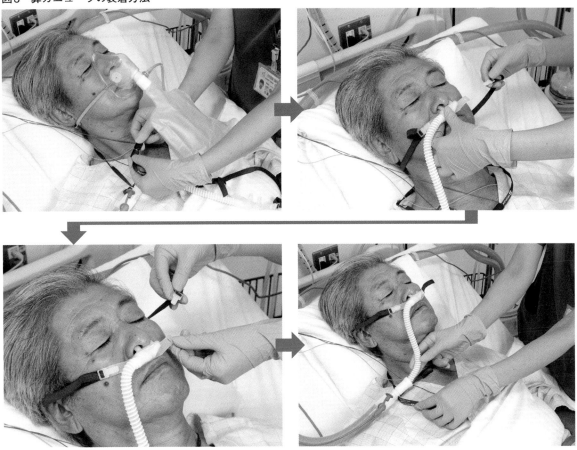

トは，吸気時の外気の吸い込みです．HFNCは常時ガスが漏れている必要があり，**写真4**のように，口・鼻の周りに手を当てて吸気時に外気の吸い込みがあれば，流量が不足しています．

　人工呼吸器から移行する場合は，人工呼吸器管理時の吸気流量を参考にすることもできます．また，患者によっては流量が多いことを不快に感じ，嫌がることもあります．慣れるまでは，5 ～ 10L/分程度から開始して，徐々に増加させるとよいでしょう．

5 食事や会話時

　先述のようにHFNCは食事や会話を妨げないメリットがあります．しかし，40L/分以上の高流量では，嚥下しにくく誤嚥リスクがあるため注意が必要です．また，食事や会話は酸素消費量を上げる行為でもあり，HFNC

写真4　鼻孔からのリーク確認

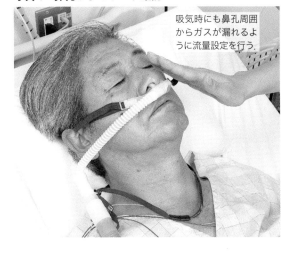

吸気時にも鼻孔周囲からガスが漏れるように流量設定を行う．

は呼吸状態の悪い患者に装着することが予測されます．食事や会話時はSpO₂の変化，呼吸状態を観察する必要があります．

⑥ HFNCの離脱

HFNCの離脱法に関して明確なものはありませんが，呼吸状態がよくなれば離脱を考えます．

1つの指標は，酸素濃度が40％程度まで減量することができたときです．低流量システムの鼻カニューラでは酸素濃度が40％未満であり，HFNCでも酸素濃度が40％未満になれば，低流量システムの鼻カニューラへ移行してもいいと考えます．

しかし，その際は安定した酸素濃度ではなくなっていることを認識しましょう．

ネーザルハイフローの注意点

① 非侵襲的換気を含む人工呼吸器管理への移行の可能性

HFNCが行われることでNPPVの装着を回避した事例の報告があります．しかし，HFNCはNPPVや人工呼吸器の代替にはなりません．HFNCを装着して60分以内に**表3**のような呼吸状態の改善を示す徴候が認められないときは，人工呼吸器による管理を検討する必要があります．

② コストの高さ

HFNCは酸素療法にとっては革命的です．しかし，回路物品のコストだけでなく，酸素そのものも高流量で維持費も高額になるため，経済的負担も考慮するこ

表3　呼吸状態の改善を示す徴候

○ 呼吸数の減少
○ 呼吸困難感の改善
○ 鎖骨上窩の陥没（努力呼吸）の減少
○ 胸腹部の非同調の減少
○ 酸素飽和度の改善
○ 心拍数の減少

とが必要です．

ハイフローネーザルカニューラの種類

HFNCも，最近は種類が増えてきています．

① ハイフローセラピーシステム（パシフィックメディコ）

Optiflow（p.23）と外観，使用方法ともにほぼ同様の機種で，酸素濃度設定は21～100％，流量設定は60L/分まで設定できます．

違いは，加温加湿器は任意で温度設定が可能であることと，経鼻カニューラが丸い形状であることです．

② AIRVO2（フィッシャー＆パイケルヘルスケア）

AIRVO2（エアボー 2）は，HFNCの新機種です．加温加湿器搭載型フロージェネレーターで，流量，温度を液晶画面で設定できます．空気の配管アウトレットからの供給が必要ないため酸素さえあれば一般病棟や施設での使用が可能となりました．

温度設定は37℃，34℃，31℃の3段階で選択でき，広範囲の流量（成人10-60L/min，小児2-25L/min）に対応可能です．経鼻カニューラは，鼻の形状に合わせたソフトなプロングを採用し，小児から成人まで幅広いサイズがあります．

③ Comfort Air（パシフィックメディコ）

ブロワ，加温加湿器の一体型で，AIRVO2と同様に，酸素濃度などが液晶画面で確認できます．

④ プレシジョンフロー（ベイポサーム社）

プレシジョンフローは，インスピロンネブライザーの会社のハイフローネーザルカニューラです．AIRVO2同様に加温加湿器と流量計が一体化され，酸素濃度，酸素流量，温度設定は画面の数字で設定しますが，その画面が対面表示であるため，機器の側に行かなくとも設定確認ができます．また，いままで必要であったチャンバー（釜）が不要になりました．

回路はトリプルルーメン構造で，設定された温度の水が循環することで，中央を流れるガスが常に設定温度で温められ，かつ，室温の変化に左右されず，回路内に結露ができにくいしくみとなっています．いままでのように，回路内結露が患者の顔にかかるようなことはなく

ハイフローセラピーシステム

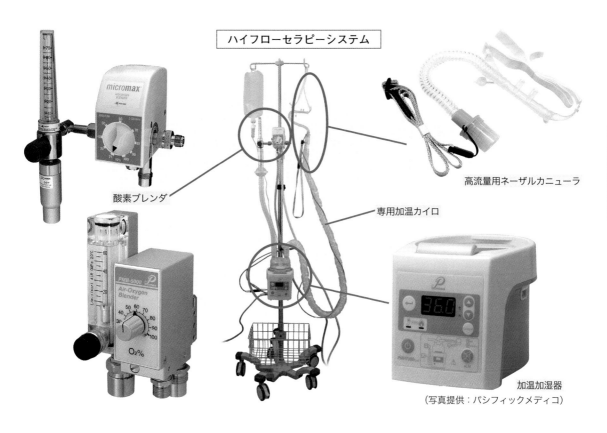

酸素ブレンダ

高流量用ネーザルカニューラ

専用加温カイロ

加温加湿器
（写真提供：パシフィックメディコ）

AIRVO2

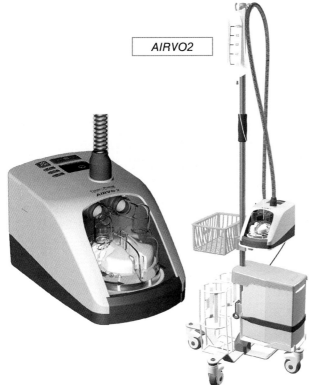

（写真提供：フィッシャー＆パイケルヘルスケア）

Comfort Air

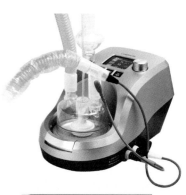

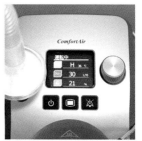

（写真提供：パシフィックメディコ）

29

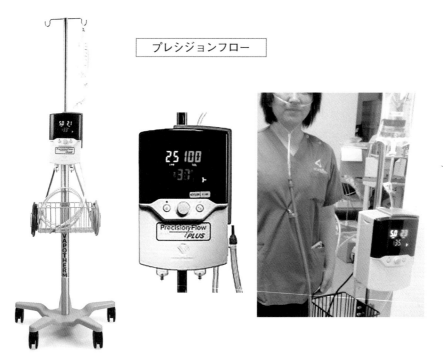

プレシジョンフロー

（写真提供：日本メディカルネクスト）

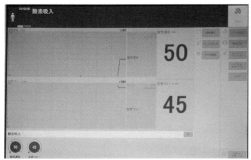

エビタ インフィニティ V500

「酸素吸入」を選択することにより，離脱後に最大50L/分の
ハイフローセラピーが可能．

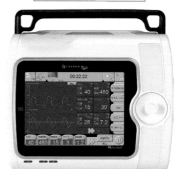

MONNAL T60

（写真提供：アイ・エム・アイ）

なりました．温度設定は 33 ～ 43℃まで変更可能です．

　さらに，経鼻カニューラは専用のカニューラである
ことに変わりはありませんが，いままでの低流量システ
ムのカニューラと同様に，左右の耳にかけ顎で長さを調
整するタイプのため，右側に回路がひっぱられるような
こともなくなりました．カニューラの途中にクリップが
標準装備され，カニューラが引っ張られにくくなる工夫

もされています．トリプルルーメンで水が循環している
にもかかわらず，重みも従来のものとさほど変わらず，
回路も細身です．

　特徴的なことは，回路屈曲で回路内圧が上昇したと
きや，酸素ボンベ圧低下を知らせるアラーム機能が付い
たことです（残念ながら患者が自分でカニューラをはず
すなどの回路はずれではアラームは鳴りません）．また，

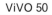

ViVO 50

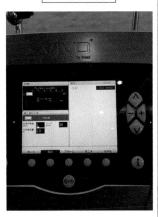

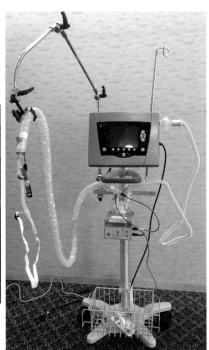

A/C電源が断たれても15分間バッテリー駆動でき，従来のHFNCは加温器の充電がなく搬送中は室温に戻ってしまっていましたが，プレシジョンフローは加温された水の循環も維持するため，搬送中も設定温度が維持されます．

デメリットは流量設定範囲が40L/分までであることと，高価であることです．

⑤ エビタ インフィニティ V500（ドレーゲル社）

エビタ インフィニティ V500は吸気吸入モードが搭載された人工呼吸器です．人工呼吸器から離脱し，そのまま酸素療法までできるのです．

方法は，人工呼吸器モードの「酸素吸入」を選択するとHFNCが使用可能となり，流量は50L/分まで設定できます．

⑥ MONNAL T60（エア・リキード　メディカルシステムズ）

MONNAL T60は軽量でコンパクトな人工呼吸器で，救急車やドクターヘリなどでも使用されています．MONNAL T60にも酸素療法機能（ハイフローセラピー）が搭載されています．

⑦ ViVO 50（チェスト社）

ViVO 50は在宅用のNPPVを使用したHFNCです．エビタのように酸素吸入モードがあるわけではないので，流量設定は吸気圧で設定します．酸素濃度も設定できず，回路の横から酸素を接続し，酸素濃度計で計測して確認する必要があり，40％程度が上限です．

メリットは配管がない病棟や施設，またHFNCがない施設でも使用できることです．

確実におさえる
酸素療法の
適応と非適応

純真学園大学 保健医療学部 看護学科 講師　宮本毅治

> 鉄則
> 3
>
> 酸素療法の適応はPaO₂＜60Torr・SaO₂＜90％であるが，低酸素血症が確認できなくても，低酸素症の症状がみられたら酸素投与を開始する．

判断力の低下，意識消失，頻脈あるいは徐脈，血管拡張，血圧低下，中心性チアノーゼがみられたら適応

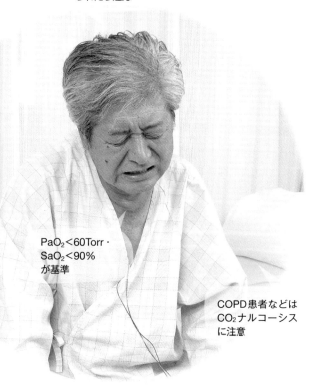

$PaO_2 < 60Torr$・$SaO_2 < 90\%$ が基準

COPD患者などはCO_2ナルコーシスに注意

酸素療法の目的

1 低酸素症と低酸素血症

　酸素は，生体の組織が正常に機能するために不可欠な物質です．酸素の供給が不足すると，細胞のエネルギー代謝が障害された状態（組織の酸素不欠乏状態）である低酸素症（hypoxia）を引き起こします．

　全身の組織へ酸素を運搬するには，①動脈血液中に十分な酸素が含まれていること，②その血液が十分に組織へ循環すること，③組織で適切に酸素が使用されること，という条件が必要となります．この条件のいずれかが破綻すると，組織は低酸素症に至ってしまいます．たとえば，血液中に酸素が十分あっても，全身への血液循環が障害されると，いわゆるショック状態となり，組織へ十分な酸素が届かず低酸素症となってしまします．

　低酸素症と並んで表現されることの多い低酸素血症（hypoxemia）とは，①の条件が満たされていない状態であり，「PaO_2の低下」「SaO_2の低下」で定義されます．つまり，低酸素症を引き起こす原因の1つが，低酸素血症であると考えることができます．

2 酸素療法の必要性

　このような，低酸素血症による低酸素症に対して行

われる治療が酸素療法です.

　酸素療法は，室内空気より高い濃度の酸素ガスを吸入することで，動脈血液中の酸素含有量を維持させ，低酸素症の改善や予防につなげることが目的です.これにより，低酸素状態によって引き起こされた換気亢進や心拍数増加をもとの状態に戻し，増加した呼吸仕事量や心仕事量を軽減させる効果も得られます.

酸素療法の適応

1 酸素療法の開始基準

　酸素療法を行う標準的な適応は，動脈血酸素分圧（PaO_2）が60Torr未満，または動脈血酸素飽和度（SaO_2）が90％未満の低酸素血症です[1].また，低酸素症の症状や身体所見がみられる場合（判断力の低下，混迷，意識消失，不整脈，頻脈あるいは徐脈，血管拡張，血圧低下，中心性チアノーゼ）や低酸素血症へ進行する危険性が高い場合は，低酸素血症が確認できなくても酸素投与を開始します[2].

　酸素療法の開始基準を表1に記します.

2 PaO_2＜60Torr・SaO_2＜90％が酸素療法の適応となる理由

　PaO_2とSaO_2の関係は，ヘモグロビン酸素解離曲線で表すことができます（図1）.

　酸素分圧（PO_2）の値が高ければ酸素飽和度（SO_2）は100％に近付き，PO_2が低ければSO_2も下がります.

　PO_2が60Torrの地点はSO_2が90％に相当し，PO_2が60Torrより上の部分では比較的平坦な曲線となります.この部分では，PO_2が低下しても比較的SO_2が維持されていることがわかります.

表1　酸素療法の開始基準

❶ 室内空気にてPaO_2＜60Torr，あるいは，SaO_2＜90％
❷ 低酸素症が疑われる状態
❸ 重症外傷
❹ 急性心筋梗塞
❺ 短期的治療あるいは外科的処置（例：麻酔後回復期，手術後など）

図1　ヘモグロビン酸素解離曲線

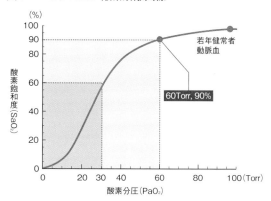

　しかし，それ以下の部分ではグラフは直線的に下降しており，この部分はPaO_2の低下とともに急激にSO_2が低下することを表しています.つまりPO_2が60Torrを下回ると，重度の低酸素血症へと急激に進行します.そのため，PaO_2＜60Torr・SaO_2＜90％が酸素療法の基準となっています.

酸素療法の目標値

　低酸素血症の指標となるPaO_2・SaO_2の値は，動脈血血液ガス分析によって得られます.臨床的には，経皮的にSaO_2を測定するパルスオキシメーターで得られる経

Column

1

SpO_2の低下は急変を予測する徴候である

　酸素飽和度が目標値であっても，低下傾向にある患者には注意が必要です.目標酸素飽和度の範囲内にあっても，酸素飽和度が3％以上低下するような場合は，急激な病態の悪化を示す徴候の可能性があります[3].

　このような場合は，急変を予測しながら，患者の状態を評価し，患者の酸素飽和度が目標値内にあっても酸素療法がすぐに行えるように，心構えと物品の確認をしておく必要があります.

皮的酸素飽和度(SpO₂)の値を指標とします.

SpO₂の値から血液中のSaO₂とPaO₂を推測しながら,酸素療法の管理を行います.酸素療法を行う際は,必ず患者ごとに目標酸素飽和度(target saturation)を設定する必要があり,その目標値に従って酸素の増減・中止を判断します.よって,目標とする酸素飽和度はどれくらいであるかを,患者の病態に合わせて検討し,医療スタッフ間で共有しておく必要があります.

一般的な目標酸素飽和度は,94〜98%を目指して酸素療法が行われます[3].70歳を超えるような高齢者では平常時から酸素飽和度が94%を下回っていることも珍しくありませんが,このような場合は,臨床的に安定した状態であれば酸素療法の必要はありません[3].

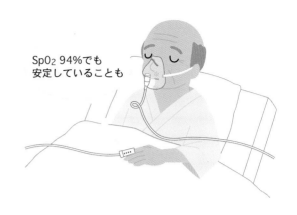

SpO₂ 94%でも
安定していることも

酸素療法の注意点

慢性的な高炭酸血症のある患者への酸素投与

慢性閉塞性肺疾患(COPD)のように慢性的に高炭酸血症にあるような患者や,胸郭変形,神経筋疾患などの高炭酸血症のリスクが高い患者に対する酸素療法には注意が必要です.

健常な場合,血中の二酸化炭素分圧の上昇・酸素分圧の低下の刺激に対し,呼吸中枢が反応し,換気を増加するように調整します.しかし,COPDのように慢性的に高炭酸血症にあると,その状況に馴れてしまい二酸化炭素分圧の上昇の刺激に対して,呼吸中枢は反応しなくなります.

呼吸中枢は酸素分圧の低下の刺激のみに反応するようになり,このような患者に高濃度の酸素を投与すると,呼吸中枢の反応は換気を抑制するように働きます.換気が抑制されると,さらなる高炭酸血症につながり,それにより意識障害をきたします(CO₂ナルコーシス).

よって,慢性的に高炭酸血症にある患者の場合は,目標酸素飽和度は88〜92%を目指し[3],急激に酸素飽和度が上昇しないように管理する必要があります.

Column
2

一酸化炭素中毒に対する酸素療法

火災現場の傷病者など一酸化炭素中毒が疑われる場合,SpO₂の値の解釈には注意が必要です.

一酸化炭素(CO)は炭酸水素の不完全燃焼などによって生じ,酸素と比較してヘモグロビンと結合しやすい性質を持っています.ヘモグロビンに一酸化炭素が結合しCOHbとなると,そのヘモグロビンに酸素は結合できず,血液中のヘモグロビン酸素飽和度(SaO₂)は低下し低酸素症につながります.

しかし,COHbは酸素と結合したヘモグロビン(O₂Hb)と同じような色調を持っているため,パルスオキシメーターではCOHbとO₂Hbを読み違えてしまい,実際の動脈血中のSaO₂は低値であってもSpO₂の値は正常を示すことがあります.

一酸化炭素中毒が疑われる場合,一見SpO₂が高くても,高濃度の酸素投与を開始し,血液ガス分析にてSaO₂と%COHbの値を確認しながら酸素療法の評価を行う必要があります.

COPD:chronic obstructive pulmonary disease,慢性閉塞性肺疾患

酸素療法の弊害

　酸素は低酸素症による組織の機能障害を改善するのに必要な治療であるとともに，組織毒性という副作用を持つ治療であることを認識しておく必要があります．

　高濃度酸素投与を行うと，細胞レベルの酸素代謝の過程で，細胞に有害に作用する酸化物質（活性酸素）の過形成につながります[2]．本来ヒトが持っている抗酸化作用を超えて活性酸素が産生されると，肺や肺血管の組織が直接的に障害を受け，肺の線維化などの不可逆的な変化が起こる可能性があります．

　不必要な酸素は有害であるという認識を持って，目標値に合わせて酸素流量は漸減していく必要があり，目標値を達成している場合はすみやかに中止する判断も重要です．

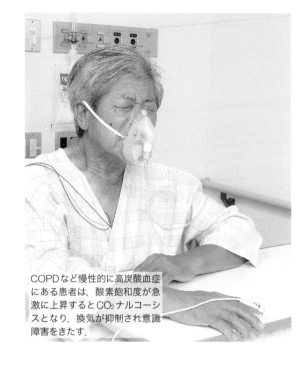

COPDなど慢性的に高炭酸血症にある患者は，酸素飽和度が急激に上昇するとCO_2ナルコーシスとなり，換気が抑制され意識障害をきたす．

引用・参考文献

1) Kallstrom TJ, et al. : AARC Clinical Practice Guideline : oxygen therapy for adults in the acute care facility—2002 revision & update. Respir Care, 47(6) : 717-720, 2002.
2) 日本呼吸器学会 肺生理専門委員会，日本呼吸管理学会 酸素療法ガイドライン作成委員会編：酸素療法ガイドライン．メディカルレビュー社，2006.
3) O'Driscoll BR, et al. : BTS guideline for emergency oxygen use in adult patients. Thorax, 63(suppl 6) : vi1-68, 2008.
4) ウィリアム・F.ギャノング, 岡田泰伸監訳：ギャノング生理学．原書22版，丸善，2006.
5) Paul L.Marino, 稲田英一監訳：ICUブック．第3版，メディカル・サイエンス・インターナショナル，2008.

Column

COPD患者が急変した場合

　COPD患者の低酸素血症が進行し，急激な病態の悪化をきたした場合は，低酸素血症の改善を優先させ，躊躇せず酸素投与を行う判断が重要です．

　CO_2ナルコーシスをおそれるあまり，酸素投与が遅れることがあってはなりません．必要があれば，高濃度酸素を投与しバッグバルブマスクによる人工呼吸を行います．

正しい方法で
正しい効果を得る3か条：
流量，濃度，デバイスを知る

福井大学医学部附属病院 南5階 呼吸器センター 看護師長 集中ケア認定看護師　菜原勇治

鉄則
4

必要なF_IO_2を効果的に投与するため，各デバイスの流量と濃度の関係性をふまえ，患者状態を常に観察し，流量が足りているかを確認する．

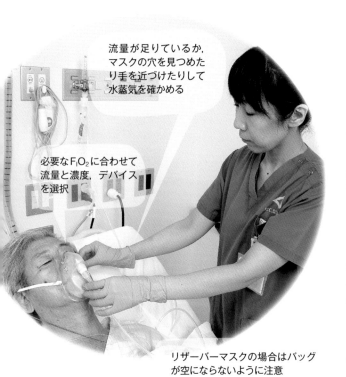

流量が足りているか，マスクの穴を見つめたり手を近づけたりして水蒸気を確かめる

必要なF_IO_2に合わせて流量と濃度，デバイスを選択

リザーバーマスクの場合はバッグが空にならないように注意

酸素療法の目的は，吸入気酸素濃度を増加させて，低酸素血症を改善するものです．しかし，それぞれのデバイスの酸素流量と酸素濃度の関係性を理解し，患者に必要な吸入気酸素濃度（F_IO_2）を効果的に投与するための選択と管理をしなければ，弊害や副作用をまねくことになります．

ここでは，各デバイスの酸素流量と酸素濃度の関係性を解説します．

低流量システム

低流量システムにおける流量と濃度の関係を**表1**に示します．

これはあくまでも目安であり，F_IO_2は患者の一回換気量に依存するため，厳密なF_IO_2を設定することはできません．つまり，同じ酸素流量であっても，低換気の患者ではF_IO_2は上昇し，過換気の患者では低下します．さらに吸気時間が同じであっても一回換気量が大きいほど，また一回換気量が同じであっても早い呼吸ほど，F_IO_2は低くなります．このように，患者の呼吸パターンによってF_IO_2が異なります．

F_IO_2：fraction of inspired oxygen，吸入気酸素濃度

表1　酸素流量と吸入気酸素濃度

吸入気酸素濃度の目安(%)	酸素流量(L/分)		
	鼻カニューラ	単純酸素マスク	リザーバー付き酸素マスク
24	1		
28	2		
32	3		
36	4		
40	5	5〜6	
44	6		
50		6〜7	
60		7〜8	6
70			7
80			8
90			9
90〜			10

① 鼻カニューラ（**写真1**）

　鼻カニューラで酸素流量を6L/分以上に設定することは，酸素ガスの鼻粘膜への刺激が強くなること，それ以上のF_IO_2の上昇も期待できないことから推奨されていません.

　ふだんは単純酸素マスクを装着している患者で，食事などのときに一時的に鼻カニューラに変更することがあります. しかし，常時口呼吸をしている患者には，鼻カニューラは推奨されません.

② 単純酸素マスク（**写真2**）

　単純酸素マスクは，鼻カニューラに比べ高濃度の酸素投与が可能となります.

　使用時は，マスク内に貯留する患者自身の呼気ガスの再吸入を予防するために，5L/分以上の流量で使用する必要があります. そのためF_IO_2は40％以上になり，低濃度の酸素吸入には適していません.

　やむをえず5L/分以下の流量で使用する場合には，呼気ガスの再吸入による動脈血二酸化炭素分圧（$PaCO_2$）の上昇に注意する必要があります. 酸素化に問題がないのであれば，鼻カニューラへの変更を考慮します.

$PaCO_2$：arterial carbon dioxide partial pressure，動脈血二酸化炭素分圧

写真1　鼻カニューラ

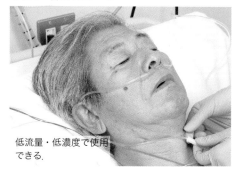

低流量・低濃度で使用できる.

写真2　単純酸素マスク

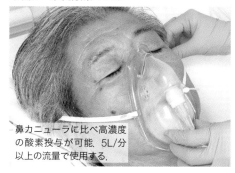

鼻カニューラに比べ高濃度の酸素投与が可能. 5L/分以上の流量で使用する.

図1　ベンチュリー効果

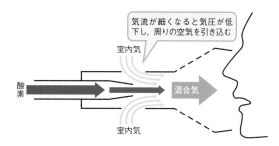

気流が細くなると気圧が低下し, 周りの空気を引き込む

室内気
酸素
室内気
混合気

高流量システム（ベンチュリーマスク・ネブライザー付き酸素吸入器）

① 高流量の意味

　高流量システムの高流量とは，設定酸素流量の大小ではなく，ベンチュリー効果（**図1**）を利用したマスクから患者の口元に供給される総流量（混合気流量ともいう）が患者の一回換気量よりも多いことを意味しています. この総流量を30L/分以上にする必要があります.

　なぜ30L/分なのかというと，①通常成人の一回換気量は500mL，②平均吸気時間は1.0秒で，平均吸気速度として500mL/秒×60秒＝30L/分となるためです.

もし，口元の流量が30L/分以下の場合，その不足分をマスク周囲の空気を吸入することで満たそうとします．そのため，F_IO_2が低下することになります．

[2] 高流量システムでの酸素濃度の関係

高流量システムで，「酸素●L/分○%」というときの「●L/分」とは，中央配管から供給される純酸素（100%酸素）の流量のことであり，○%とは口元に流れる混合気体の酸素濃度を指しています．この酸素流量と酸素濃度の関係は図2の式に示され，患者に吸入させたい酸素濃度から，総流量が30L/分以上になるように酸素流量を算出します．

たとえば，5L/分40%という設定がされている場合を考えます．5L/分とは，中央配管から100%の酸素が5L/分供給されていることを示します．また，40%とは，患者の口元に流れる混合気体の酸素濃度が40%であることを意味しています．

しかしこの場合，図2の式に当てはめてみると，混合気流量は約21L/分となり，30L/分には9L/分足りません．その不足分の9L/分は，マスク周囲の空気を取り込んで補います．結果としてさらに多くの空気が混入することとなり，口元のF_IO_2が下がります．つまり，40%と設定しているにもかかわらず，実際にはそれ以下の酸素濃度になってしまうのです．

口元で40%の酸素濃度を確保するには，7.2L/分以上の酸素流量の設定が必要となります．

高流量システムにおいて重要な点は，30L/分以上の高流量になるように設定酸素濃度に適した酸素流量を決めることです．計算式を忘れたときは，酸素濃度調節用アダプター（ダイリューター，表2）の表面に刻印されている，設定酸素濃度ごとの必要最小限の酸素流量や，ネブライザー付き酸素吸入器の加温器側面の表の最適範囲（表3）を参考にしましょう．

[3] 流量が足りているかの確認方法

実際にベッドサイドで観察するときに，マスクの穴をじっと見つめたり，手を近づけたりしてみてください．流量が不足していると，患者の吸気時に水蒸気がマスク内へ引き込まれています．流量が足りている場合は，吸気・呼気を通して水蒸気は出続けています（写真3）．

さらに，通常酸素流量計の最大値は15L/分であるため，酸素流速が30L/分になる酸素濃度は60%にすぎません（図3）．酸素濃度を60%以上にしたいときは，

図2　混合気流量の求めかた

設定酸素流量を[X]，設定酸素濃度を[Y]とすると，
全体の流量：[X]＋空気流量＝混合気流量……❶
全体の酸素量：[X]×100＋空気流量×21
　　　　　　　＝混合気流量×[Y]……❷

❶，❷より

$$混合気流量 = \frac{100-21}{[Y]-21} \times [X]$$

表2　ダイリューターの種類

ダイリューター	青	黄	白	緑	ピンク	オレンジ
酸素流量(L/分)	2	3	4	6	8	12
吸入気酸素濃度(%)	24	28	31	35	40	50

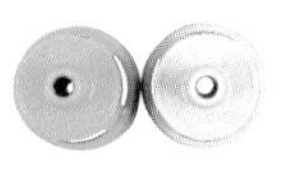

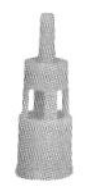

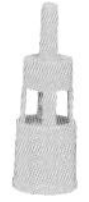

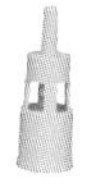

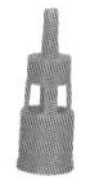

表3　酸素流量の最適範囲

流出 LPM	吸入気酸素濃度(%)							
	28	33	35	40	50	60	80	98
4	44	26	22	16	11	8	5	4
5	55	32	28	21	14	10	7	5
6	66	39	33	25	16	12	8	6
7	77	45	39	29	19	14	9	7
8	88	52	45	33	22	16	11	8
9	99	58	50	37	24	18	12	9
10	110	65	56	41	27	20	13	10
11	121	71	61	45	30	22	15	11
12	132	78	67	49	32	24	16	12

　最適範囲　　　　　　　　総流量(LPM)

写真3　流量が足りているかの確認方法

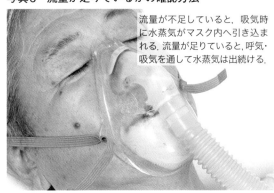

流量が不足していると，吸気時に水蒸気がマスク内へ引き込まれる．流量が足りていると，呼気・吸気を通して水蒸気は出続ける．

図3　酸素濃度と総流量の関係

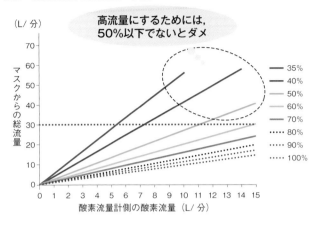

リザーバー付き酸素マスクを用います.

リザーバーマスク

[1] リザーバーマスクの特徴

　バッグ内への酸素の貯留と，吸気時のバッグ内(容量600mL)の酸素の吸入により，6L〜10L/分の酸素流量で60〜90%以上のF_IO_2が得られるとされています(**写真4**).しかし，酸素流用が少ない場合，マスク周囲からの空気を吸入することとなり，F_IO_2は低下します.

　また，マスクを顔面に密着させ隙間がない状態では，マスクの呼気弁が吸気時に閉じることで，呼気ガスを再吸収することになり，$PaCO_2$が上昇する危険性があります.そのため，マスク内に溜まった呼気ガスの再吸収を防止するためにも，酸素流量は12L/分以上にし，かつ，リザーバーバッグが空にならないように酸素流量を調節する必要があるといわれています.

　さらに，それ以下の流量の場合は，マスク周囲の空気を容易に取り込めるように，マスク側の呼気弁を片方外すか，マスクを緩めに装着する必要があるといえます.

[2] リザーバーマスクの注意点

　バッグが寝具などの下敷きになったり屈曲して十分に膨らまなかったりということがないように，管理する必要があります(**写真5**).

　さらに，患者が大きな呼吸を繰り返している場合などでは，バッグが途中で空になったり，バッグへの酸素の貯留量が吸気量に対して不足したりすることで，患者は

写真4　リザーバーマスク

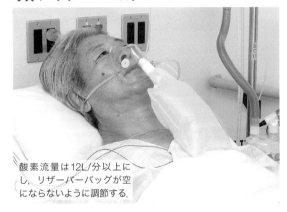

酸素流量は12L/分以上にし，リザーバーバッグが空にならないように調節する.

写真5　リザーバーバッグの膨らみを確認

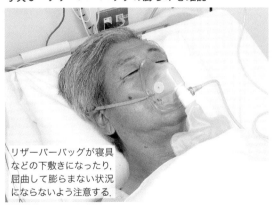

リザーバーバッグが寝具などの下敷きになったり，屈曲して膨らまない状況にならないよう注意する.

写真6　リザーバーマスクの一方弁を外す

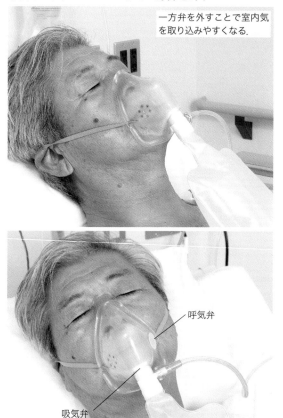

一方弁を外すことで室内気を取り込みやすくなる.

呼気弁

吸気弁

吸気の途中でそれ以上の吸気ができなくなるおそれが生じます. 防止策としては, マスク両側の一方弁の片方あるいは両方を取り外して室内気を取り込みやすくして使用するようにします(**写真6**). しかしその場合, 吸気時に室内気が混入するため, 実際のF_IO_2は低下していることを忘れてはいけません.

このように, 酸素療法のF_IO_2は, 人工呼吸器管理と違い患者自身の呼吸パターンや様式に依存しているため, 経皮的酸素飽和度(SpO2)の連続監視などで, 患者状態を常に観察していなければなりません. また, 流量と濃度の関係が不適切な状態であっても, 酸素化のパラメーターが良好であれば, ほかのデバイスへの変更あるいは不要を示しているのかもしれません.

以上のような患者状態の評価を常に行い, 適切な酸素療法を行うことが重要です.

引用・参考文献
1) 日本呼吸器学会 肺生理専門委員会, 日本呼吸管理学会 酸素療法ガイドライン作成委員会編:酸素療法ガイドライン. メディカルレビュー社, 2006.
2) 安倍紀一郎ほか:関連図で理解する 呼吸機能学と呼吸器疾患のしくみ. p.214-235, 日総研出版, 2009.
3) 露木菜緒:酸素療法 酸素療法とは. 人工呼吸管理実践ガイド(道又元裕ほか編), p.90-93, 照林社, 2009.
4) 萬知子:非再呼吸式リザーバーマスクについての疑問点. しっかりおさえたい酸素療法がうまくいく10の鉄則, 月刊ナーシング, 34(13):35, 2014.

SpO2 : percutaneous oxygen saturation, 経皮的酸素飽和度

加湿の原則と一工夫

那覇市立病院 集中治療室 集中ケア認定看護師　**里井陽介**

> 鉄則 **5**
>
> 酸素流量が4L/分以上の場合，気管挿管，気管切開の患者では加湿が必要となり，ネブライザー機能付き装置や人工鼻を使用する.

室温を上げ，空気中に含む水蒸気の量を増やすことも大切

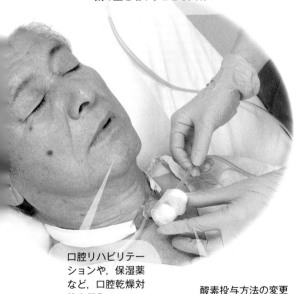

口腔リハビリテーションや，保湿薬など，口腔乾燥対策も行う

酸素投与方法の変更や，人工鼻を使用

酸素を加湿する目的

① 正常な上気道の役割

上気道は鼻腔，咽頭，喉頭から構成され，異物のフィルター作用や吸気の加温・加湿といった機能を有しています.

上気道が正常に機能している場合は，「鼻カニューラでは3L/分まで，ベンチュリーマスクでは酸素流量に関係なく酸素濃度40％まではあえて酸素を加湿する必要はない」といわれています. その理由は，①鼻腔という天然の加湿器を通して呼吸している，②一回換気量に占める酸素の割合が少なく，鼻カニューラからの酸素の量が少ない，③室温で使用する加湿器の能力は高くない，④酸素を加湿しない場合，気道から失われる水分量はきわめて少ない，⑤酸素を加湿しても，乾燥や刺激などの自覚症状に差がない，⑥加湿用蒸留水の細菌汚染の報告がある[1]ということです.

② 加湿が必要な場合

しかし，患者が粘膜の乾燥を訴える場合や，酸素流量が4L/分を超える場合などは，加湿が必要になります. また，経口・経鼻気管挿管や気管切開をしている場合は，上気道の加湿能力が機能しないため，加湿や人工鼻を用いる必要があります.

乾燥した酸素を吸入する弊害には，粘膜刺激などの不快感，気道・気管支の上皮細胞損傷，気道粘膜の線毛運動の低下・障害，痰の粘稠化などさまざまなリスクがあります．

加湿と加温はワンセット

私たちの周りにある空気には水蒸気が含まれていますが，目には見えません．日常生活で使われる「湿度」は「相対湿度」といわれ，単位は％で表されます．

周りにある空気の温度は気温で表されます．そして，空気の温度によって水蒸気量は変化します．

たとえば，室温26℃の相対湿度100％の空気では，24.4g/m³の水蒸気を含んでいます．一方，室温34℃で相対湿度100％の空気では，約37.6g/m³の水蒸気を含んでいます．同じ100％でも，水蒸気の「量」に着目すると，温かい空気のほうがより水蒸気を含んでいることがわかります（**図1**）．

酸素療法時に室温で使用する加湿器は，加湿能力が低いため十分な湿度を与えることが困難です．そのため，室温を上げ，空気中に含む水蒸気の量を増やすことも大事です．

口腔の乾燥

① 口腔の乾燥とは

酸素療法の際，加湿をしているにもかかわらず，口腔が乾燥することがあります．口腔粘膜が乾燥すると，

図1　温度による水蒸気量の違い

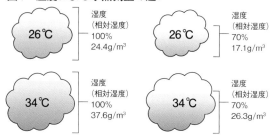

口腔不快感，口腔細菌の増殖，口臭，摂食障害，発音障害など，さまざまな弊害[2)3)]が生じます．

室温で使用する加湿器では，口腔粘膜の乾燥を改善するには限界があり，酸素療法の介入方法を検討する必要があります．

② 口腔の乾燥の原因と対策

そのほか重要なことは，患者の全身状態や基礎疾患などを考慮することです．糖尿病やシェーグレン症候群などによる口腔乾燥，脳血管障害既往による唾液分泌能の低下，高齢，全身状態が不安定，脱水，開口状態（口呼吸），薬剤による副作用などの背景を考える必要があります（**図2**）．

高齢などによる唾液分泌の低下や，開口による不感蒸泄が増加することによる乾燥であれば，保湿薬を塗布することで改善できます．

口腔の乾燥があり，口渇を感じるのであれば，含嗽が効果的です．しかし含嗽では不十分な場合，唾液腺マッ

図2　口腔乾燥の原因と弊害

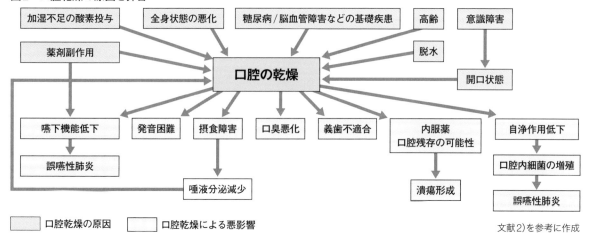

文献2)を参考に作成

サージなど唾液分泌を促すリハビリテーションを行うことで，口腔乾燥が改善することがあります．

脱水の是正とその対策

発熱や利尿薬の使用など脱水により口渇を生じているときは，脱水の是正が必要です．病態や治療により脱水の是正が困難な場合は，加温加湿機能のある酸素投与方法に変更する方法もあります．しかしこれは抜本的な解決ではないため，口渇の原因を考えて対応を試みた後の手段としましょう．

① 保湿薬の選択

保湿薬は，リキッドタイプとジェルタイプのものがあります．嚥下機能に問題がなく，患者自身で使用可能であれば，リキッドタイプの保湿薬のほうが口腔内に広がりやすく使いやすいです．一方ジェルタイプは誤嚥のリスクがあり，自身で口腔内に塗布できない患者に介助者によって使用されます．

開口状態にある患者へジェルタイプの保湿薬を使用する場合，種類によっては表面が乾燥し硬化します．硬化した保湿薬を除去せずにそのまま上塗りすると，層が厚くなり除去が困難になったりして，保湿薬の腐敗をまねきます[3]．必ず拭き取ってから新しい保湿薬を塗布しましょう．

また，口腔粘膜が出血し，硬化した保湿薬を毎回拭き取らなければいけない場合には，硬化しない保湿薬を選択します．

② 唾液分泌を促す援助

唾液には，免疫機能や抗菌作用の役割があります．口腔保湿薬や水分で保湿することも重要ですが，唾液分泌を促し，免疫機能を高める選択が，より生理的であり重要となります．

1) 口腔ケア

脳の部位と体性感覚野の地図（図3）をみると，口腔に関する領域が広く，口腔の役割が大きいことがわかります．

口腔ケアによる刺激は脳への刺激とつながり，唾液分泌が促進されます．また，唾液腺マッサージで唾液腺を刺激することができ，唾液分泌を促します．

2) 口腔リハビリテーション

自分でできる患者には「カチカチ」と奥歯で噛む動作をしてもらったり，ガーゼや歯ブラシの柄を噛んでもらっ

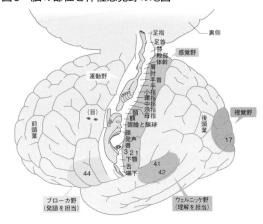

図3 脳の部位と体性感覚野の地図

1 酸素療法

たりして，咬合力を高めて口腔周囲の筋力を鍛えます．

3) 義歯の装着

義歯を装着し，咀嚼しやすくすることで唾液分泌を促します．

③ 口腔乾燥を引き起こす薬剤

口腔乾燥を引き起こす薬剤は多数存在し，抗精神病薬，制吐薬，消化性潰瘍治療薬，利尿薬，抗不整脈薬，交感神経抑制薬，オピオイド鎮痛薬など多岐にわたります[2]．

抗コリン作用により口渇が起こることはよく知られています．口腔が乾燥し唾液による自浄作用が低下すると，口腔内で細菌が繁殖し，誤嚥性肺炎などのリスクが高まります．

④ 気管切開・気管挿管を行っている患者への人工鼻の使用

1) 人工鼻の特徴

気管切開・気管挿管を行っている患者は，人工気道によって上気道がバイパスされるため，加温加湿が不可欠です．加温加湿方法は，先に述べたようにネブライザー機能付きベンチュリー装置または人工鼻を用います（写真1）．

人工呼吸管理ではない患者に人工鼻を使用する場合，小型で死腔量が小さい人工鼻が使用されます．小型の人工鼻の絶対湿度は約25mg/L前後であり，加湿能力は低いです．また，酸素投与によって乾燥ガスが吹き流れ，人工鼻から水分を奪うため，さらに加湿不足になりやすいです[7]．

2) 人工鼻の禁忌

人工鼻の使用に関しては，使用を避けるべき症例が

写真1　人工鼻

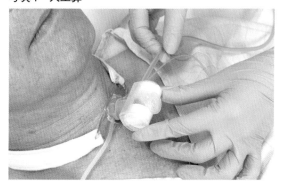

写真2　人工鼻と加温加湿器の併用は禁忌

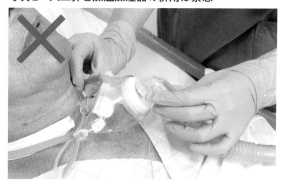

表1　人工鼻使用を避けるべき症例

❶ 人工鼻の抵抗，死腔が無視できない場合
❷ 気道分泌物が人工鼻まで到達する場合
❸ 肺・気道から大量のガスリークがある場合
❹ 人工鼻で加湿不十分な場合
❺ 人工鼻重量の保持が困難な場合
❻ 一回換気量が少ない患者

8)をもとに作成

写真3　霧(水滴)の発生

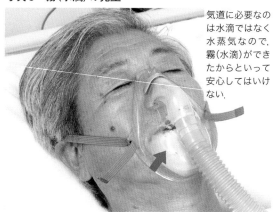

気道に必要なのは水滴ではなく水蒸気なので，霧(水滴)ができたからといって安心してはいけない．

あります(**表1**)[8]．また，間欠的にネブライザーを使用する場合，人工鼻の目詰まりを防ぐため，取り外してネブライザーを使用しなければなりません．

　加温加湿器との併用は，人工鼻の目詰まり・閉塞を起こすため，禁忌となります(**写真2**)．

[5] 酸素投与方法を変更する

1)ネブライザー機能付きベンチュリー装置

　代表的なものに，インスピロンネブライザーがあり，専用の加温ヒーターを併用，加湿することで加湿効果を高めることができます．口渇を訴えたり痰が粘稠での喀出が困難な患者に使用しましょう．しかし，温かい湿った空気が常時顔にかかるため，不快感を覚える患者も多いです．

　ネブライザー機能付きベンチュリー装置は，気管支喘息の既往がある患者への使用は注意が必要です．

　ネブライザーに使用される蒸留水を加温せずに使用すると気道粘膜の刺激となり，気道粘膜反応によって努力肺活量(FVC)や1秒量($FEV_{1.0}$)が低下する可能性があります[5][6]．

　使用にあたり霧(水滴)が発生すると，加湿ができたと安心するかもしれませんが，厳密には微粒な水滴であり，水蒸気ではありません．気道に必要なのは水滴ではなく，水蒸気なのです(**写真3**)．

FVC：forced vital capacity，努力肺活量　　$FEV_{1.0}$：forced expiratory volume，1秒量

引用・参考文献

1) 日本呼吸器学会 肺生理専門委員会，日本呼吸管理学会 酸素療法ガイドライン作成委員会編：酸素療法ガイドライン．p.27，メディカルレビュー社，2006.
2) 北川善政ほか：ビジュアル褥瘡&口腔疾患②さまざまな原因より惹起する口腔疾患．褥瘡&口腔ケア・マネジメント．薬局，61(3)：358-369，2010.
3) 廣瀬知ニ：適切な口腔保湿剤の選択・使用方法．月刊難病と在宅ケア，17(10)：56-59，2012.
4) 松本恭子：変更・離脱 こんなとき，"もうインスピロンネブライザーでなくてもいい！"．酸素投与と加湿のギモン解決！インスピロンネブライザーまるわかり！．エキスパートナース，28(12)：52-55，2012.
5) 丸山繁ほか：Bronchial hyperreactivity by inhalation of ultrasonically nebulized distilled water．昭和医学会雑誌，51(1)：40-46，1991.
6) 西片光ほか：蒸留水吸入による気道過敏性試験．昭和医学会雑誌，47(5)：693-698，1987.
7) 刈谷隆之：人工鼻にはどのような種類・特徴がありますか？お悩みスッキリ解決します！加温加湿 完全攻略ガイド．呼吸器ケア，12(6)：518-523，2014.
8) 磨田裕：加温加湿と気道管理 人工気道での加温加湿をめぐる諸問題．人工呼吸，27(1)：57-63，2010.
9) 霜田幸雄，城座映明：からだのしくみ：生理学・分子生物学I．p.290，日本看護協会出版会，1999.

Tピースでの
酸素投与を使いこなす

那覇市立病院 脳卒中リハビリテーション看護認定看護師 **髙野理映**

鉄則
6

Tピースの排気側は必ず開放し，蛇管を接続する．
装着中は努力呼吸が増大するため，バイタルサインに
注意する．

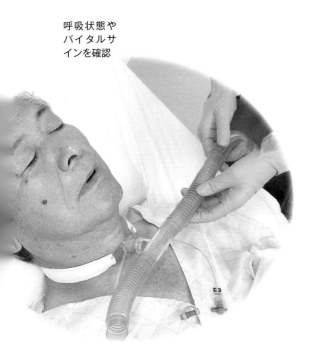

呼吸状態や
バイタルサ
インを確認

配管側は開放し，
リザーバーとして
蛇管を接続

蛇管はTピースに接続し，T
ピースの重さでチューブが
引っ張られないようにする

Tピースを用いた酸素投与に関しては，各施設や医師
による使用基準があるかと思います．当院では明確な基
準はなく，主治医の判断により使用されているというの
が現状です．そのため，適応や使用方法，使用中の注意
点などが曖昧なまま，使用されることもまれではありま
せん．

今回は，酸素投与の基本的な知識と当院の現状をふ
まえて述べていきます．

Tピースの特徴と適応

① Tピースとは

コネクタの種類の1つで，形状がT字をしており，3
つの開口部があります(**写真1**)．

また，内径・外径などサイズが異なるものも多く，
誤接続には注意が必要です．

② Tピースでの酸素投与の適応

1) 人工呼吸管理は不要だが，挿管チューブや気管切開
チューブが挿入され，酸素療法が必要な患者

人工呼吸管理の必要な状態は改善されたものの，気
道確保や分泌物のコントロールが目的で挿管チューブ
や気管切開チューブが挿入されている患者がいます．

写真1　Tピース

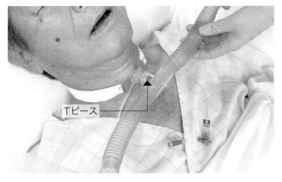

Tピース

写真2　Tピースの接続

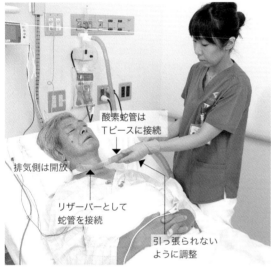

酸素蛇管は
Tピースに接続

排気側は開放

リザーバーとして
蛇管を接続

引っ張られない
ように調整

Tピースの吸入側には酸素蛇管を接続し，排気側は必ず開放しておく．排気側にはリザーバーとして1節分蛇管を接続する．

図1　Tピースでの酸素投与

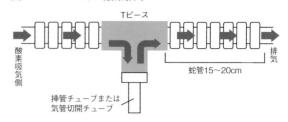

Tピース

酸素吸気側

排気

蛇管15〜20cm

挿管チューブまたは
気管切開チューブ

図2　リザーバーの蛇管を塞ぐ

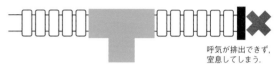

呼気が排出できず，
窒息してしまう．

図3　リザーバーの蛇管をつけない

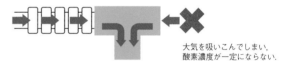

大気を吸いこんでしまい，
酸素濃度が一定にならない．

Tピース装着中の注意点

① 回路接続の注意点

1）排気側を塞がない

　Tピースの吸入側には，インスピロンネブライザーなどの酸素蛇管を接続し，必ず排気側は開放しておきます（写真2）．排気側を塞いでしまうと呼気を排出する場所がなくなり，窒息します（図2）．

2）排気側にはリザーバーとして蛇管を接続

　排気側にはリザーバーとして蛇管を1節分接続します．酸素側の流速が患者の吸気流速よりも少ない場合，呼気側から大気を吸い込むことになり，酸素濃度が低下します（図3）．

　リザーバーとしての蛇管は，ある程度の容積が必要となります．蛇管の容積は円柱の体積となるので，断面積×長さとなります．

　たとえば，蛇管の直径が22mmで15cmの長さだと，容積は1.1cm（半径）×1.1cm（半径）×3.14（π）×15cm（長さ）＝56.99（約60mL）となります．患者により吸気流速に差はありますが，リザーバーとしては15〜20cmの

そのような患者に酸素療法を実施する際に，Tピースを用います（図1）．

2）人工呼吸器離脱時の自発呼吸トライアル（SBT）を行う患者

　SBTとは，持続的気道陽圧（CPAP）モードやTピースを用いて，人工呼吸器からの離脱が可能かを判断する方法です．

　CPAPとの違いとしてTピースを用いると，人工呼吸の陽圧換気から自然呼吸に近い状態になるため，離脱後の呼吸状態を評価できると考えられています．

SBT：spontaneous breathing trial，自発呼吸トライアル　　　CPAP：continuous positive airway pressure，持続的気道陽圧

蛇管（1節分）があれば十分と考えられます．

3) Tピースの重さを考慮

Tピースを装着すると重さで挿管チューブや気管切開チューブにテンションがかかるので，引っ張られないように調整が必要な場合もあります．

4) 酸素蛇管はTピースに接続

酸素を投与する場合は，Tピースを使用し，必ず排気側を開けます．直接挿管チューブや気管切開チューブに酸素チューブをつなげないようにします．

2 装着中の注意点および観察のポイント

1) 努力呼吸の増大

人工呼吸器を外すと，人工呼吸器での陽圧換気ではなく，自発呼吸による陰圧換気になります．しかし自然呼吸とは違い，挿管チューブという管を介して呼吸をしています．これはストローをくわえて呼吸していることと同じになるため，チューブ抵抗により努力呼吸が増大し負荷になる可能性があります．

2) バイタルサインの確認

Tピースでの管理中は人工呼吸器のようにモニタリングができないため，呼吸回数や胸郭の動きなどの呼吸状態やバイタルサイン，冷汗の有無など十分な全身状態の観察が必要となります（表1）．

また可能であればカプノグラムを装着し，呼気終末二酸化炭素分圧（$PetCO_2$）を測定し，適宜動脈血ガス分析を実施し異常がないかチェックすることも重要です．

3) 加温加湿

Tピース使用時は，挿管チューブや気管切開チューブなどを介するため，上気道がバイパスされてしまい，加温加湿が必要になります．必ず高流量システム（カームピュア，インスピロンネブライザーなど，**写真3，4**）を用いて，専用の加温ヒーターを接続し，加温加湿を行います．

インスピロンネブライザーなどを使用している場合，流速が足りているか判断する方法の1つに，排気側の蛇管からミストが出続けているかどうかを確認します（**写真5**）．出ていない場合，（p.38表3の酸素流量の最適範囲に沿って）酸素流量を上げて流速を上げる必要があります．

ミストが出ていないと，患者の吸気流速のほうが速く呼気や大気を吸入してしまい，投与酸素濃度の低下やCO_2の再吸入につながります．

表1　Tピース装着時の観察項目

	観察項目
呼吸状態	呼吸回数，胸郭の動き，呼吸パターン
その他	血圧，脈拍，不整脈，SpO_2，不穏症状の出現，不安感の増悪，末梢冷感，冷汗の出現

写真3
カームピュア

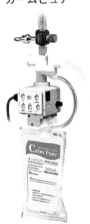

（写真提供：泉工医科工業）

写真4
インスピロンネブライザー

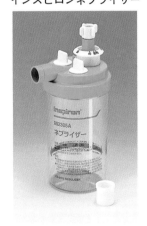

（写真提供：日本メディカルネクスト）

加湿が必要な場合は，カームピュアやインスピロンネブライザーなどの装置を使用する．

写真5　排気側の蛇管からミストが出続けているかの確認

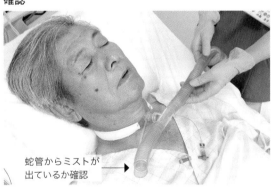

蛇管からミストが
出ているか確認

引用・参考文献
1) 安田英人：標準的な人工呼吸器離脱：歴史，方法② SBTの技術的側面．呼吸器離脱，Intensivist，4（4）：639-652，2012．
2) 日本集中治療医学会 ICU機能評価委員会：人工呼吸関連肺炎予防バンドル2010改訂版（略：VAPバンドル）．http://www.jsicm.org/pdf/2010VAP.pdf
3) 露木菜緒：エキスパートの呼吸器ケア〜人工呼吸管理中のケアに必要な知識編 酸素療法．重症集中ケア，10（2）：42-50，2011．

$PetCO_2$：end tidal partial pressure of carbon dioxide，呼気終末二酸化炭素分圧

流量・濃度を「上げる」「下げる」状況の見極めポイント

日本海総合病院 集中ケア認定看護師 片山雪子

> 鉄則
> **7**
>
> 流量・濃度はSpO₂が90％を下回る前に上げて，目標のSpO₂に達したら下げる．

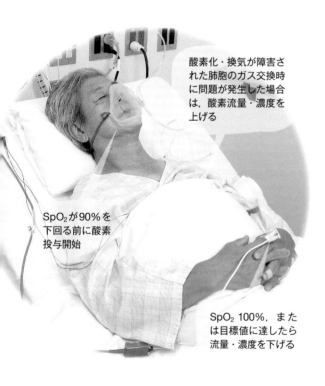

酸素化・換気が障害された肺胞のガス交換時に問題が発生した場合は，酸素流量・濃度を上げる

SpO₂が90％を下回る前に酸素投与開始

SpO₂ 100％，または目標値に達したら流量・濃度を下げる

酸素療法の適応

酸素化を評価するときには経皮的酸素飽和度（SpO₂）や動脈血酸素分圧（PaO₂）を指標にしますが，一般病棟では動脈血酸素飽和度を頻繁に測定することはむずかしく，パルスオキシメータによるSpO₂の値が頻用されています．パルスオキシメータを使用した酸素飽和度を指標に経過をみていく場合の注意点は，SpO₂が90％以下になると酸素化は急速に悪化するため，すこし余裕を持ち90％を下回る前に早めに対処するということです．

ヘモグロビン酸素解離曲線（**図1**）はSpO₂とPaO₂の相

図1 ヘモグロビン酸素解離曲線

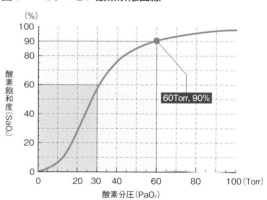

SpO₂：percutaneous oxygen saturation，経皮的酸素飽和度　　PaO₂：partial pressure of arterial oxygen，動脈血酸素分圧

関関係をグラフにしたものです.

　SpO_2が100〜90％までのPaO_2の変化は緩やかです（**図1**）.　しかし，SpO_2が90％から低下した後は，急激にPaO_2の値も低下します.　このことから，SpO_2を経時的に測定している場合，低下を察知したらSpO_2が90％を下回る前に酸素療法開始，または酸素の流量，濃度の変更が必要になります.

SpO₂が下がるケース

　酸素投与時の酸素流量・濃度の「上げる」「下げる」状況を考えるために，SpO_2が下がる状況はどんな場合があるか整理しておくことで，酸素吸入量の調節以外の対処につながることを理解しましょう.

　CASE1〜5を例に，どんな場合にSpO_2が下がるか理由を考えてみましょう.

CASE1　酸素化，換気が障害された肺胞の ガス交換の問題

　酸素化・換気が障害された肺胞のガス交換の問題には，肺炎，肺水腫，肺線維症，心不全，肺梗塞などがあり，肺胞-血液間のガス交換が障害されてSpO_2が低下します.　これは，胸部X線写真やCTなどによって確認できます.　対処としては，酸素流量・濃度を上げ酸素吸入量を増やすことでSpO_2も上昇します.

　しかし，慢性閉塞性肺疾患（COPD）など高濃度酸素の投与でCO_2ナルコーシスに陥る場合もあるので，注意が必要です（Column参照）.

　酸素投与のほかに，肺炎の場合は抗菌薬の投与，心不全の場合は利尿薬投与による体液バランスの調整によりガス交換の改善をはかりますが，治療の効果が現れるまでは，体動時に著明なSpO_2低下をきたすことが多く，低酸素血症時の迅速な酸素投与が重要です.

CASE2　痰の貯留や気道狭窄など気道の問題

　痰の貯留や気道狭窄など気道の問題には，痰の貯留，気道狭窄，窒息，気管支喘息などがあります.　これには呼吸音の聴取によるフィジカルアセスメントが重要です.

　痰の貯留に対しては，吸引や体位ドレナージなど気道のクリアランスを保つケアを行います.　気道狭窄や窒息，アナフィラキシーなど上気道の閉塞による呼吸困難が伴う場合には，気道確保など緊急処置や迅速な対応が必要です.

COPD：chronic obstructive pulmonary disease，慢性閉塞性肺疾患

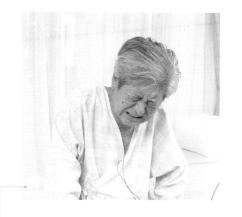

Column

COPD患者が急変した場合

　通常，呼吸中枢はCO_2濃度の上昇により呼吸回数を調節していますが，COPDなど慢性的に高い二酸化炭素濃度で生活している患者の場合，呼吸中枢の換気応答が酸素濃度で反応するようになっている場合があります.

　その場合，不用意に高濃度酸素を投与することで呼吸中枢の反応が低下し，低換気によるCO_2ナルコーシスに陥るケースがあるため，酸素投与時には注意が必要です.

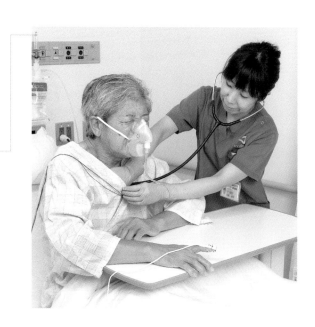

気管支喘息発作では呼気時に笛音（高調性連続性副雑音）が聴取されます．気管支攣縮に対しては，気管支拡張薬やステロイドが投与されます．

CASE3 呼吸中枢や呼吸筋力の低下による問題

呼吸中枢や呼吸筋力の低下による問題には，脳梗塞や脳出血，くも膜下出血などの脳の障害，神経筋疾患による呼吸筋力の低下などがあります．呼吸数，一回換気量など呼吸パターンの観察が重要です．

ほかに，麻酔薬や麻薬，鎮静薬，睡眠薬による薬剤性の呼吸回数，一回換気量の低下も臨床では多く遭遇するため，術直後や鎮静薬，睡眠薬の投与時は呼吸パターンを観察する必要があります．

薬剤性の場合は量の調整や拮抗薬の投与，それ以外の場合は補助呼吸が必要になります．

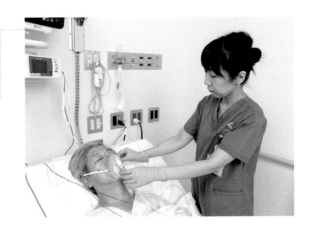

CASE4 胸腔内，胸郭や胸郭外の問題

胸腔内，胸郭や胸郭外の問題には，緊張性気胸，胸水貯留，横隔神経麻痺，腹腔内臓器の圧迫による横隔膜の挙上などがあります．緊張性気胸や胸水など，胸腔内の肺以外の占拠物による圧迫で血圧の低下を伴う場合もあります．

対処法としてドレナージを行い，肺の拡張スペースを確保します．横隔神経麻痺では陽圧換気を，腹腔内臓器の圧迫による横隔膜の挙上に関してはヘッドアップなどのポジショニングで対処します．

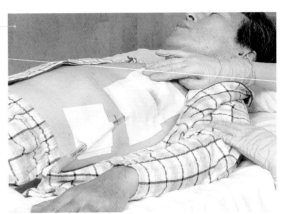

CASE5 ノイズや感度低下で正しく測定されていない測定方法の問題

ノイズや感度低下の測定方法の問題には，パルスオキシメータが外れている場合のほか，室内の電気やマニキュア塗料，ほかのパルスオキシメータの赤外光などパルスオキシメータに外部から光が入る場合，末梢循環不全による末梢動脈の拍動が感知できない場合に数値が低下することがあります．これには，正しい値かどうかの確認が重要です．またSpO$_2$モニターは指＜耳朶＜額の順で正確性が増すため，測定部を変更してみましょう．

酸素流量・濃度を下げる場合

1 SpO$_2$が100％のときは酸素流量，濃度を下げてみる

SpO$_2$を100％のままにしておくと，酸素化の悪化を迅速に察知することができない場合があります．

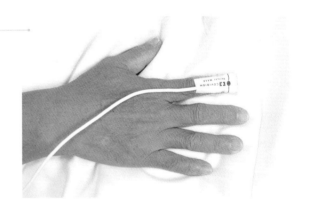

もう一度，酸素解離曲線をみてSpO$_2$とPaO$_2$の関係を考えてみましょう（**図1**）．PaO$_2$が98Torr以上のときには，SpO$_2$は100％を示します．つまり，PaO$_2$が100Torrのときも200Torrのときも，SpO$_2$は100％を示します．

しかし，酸素化を評価する指標であるP/F比でみると，酸素濃度50％の場合，PaO$_2$が100TorrのときはP/F200，200TorrのときはP/F400となります．このこ

とから，P/F比が400から200に低下するまで変化に気づくことができないということがわかります．そのため，SpO_2を100％のまま維持するのではなく，SpO_2 94～98％程度を目標にすることが推奨されています．

② 目標のSpO_2に達したときは酸素流量，濃度を下げる

また，目標のSpO_2に達したときはすみやかに酸素濃度を下げる．酸素療法の適応がなくなった場合には，酸素療法自体を終了することが大切です．

高濃度酸素は肺にとって害になることに留意し，漫然と高濃度酸素を投与することは避けなくてはなりません．

また，マスクやカニューラだけでも患者は拘束感を感じます．症状の改善後も2L/分鼻カニューラなど指示を漫然と引き継いでいないか，考えてみましょう．

症例

【症例1】

慢性心不全入院当日，酸素マスク5L/分で酸素療法を開始した．入院時SpO_2 95％であったが，夜間にSpO_2 88％まで低下した．

⇒ 心原性肺水腫の進行による酸素化の悪化と考えられます．強心薬や利尿薬による除水など，治療の効果が現れるまでは，酸素吸入量を増やす必要があります．また，心原性肺水腫の改善のためには，静脈還流量を減らし，前負荷の軽減をはかるために，非侵襲的陽圧換気(NPPV)や間欠的陽圧換気(IPPV)が必要な場合もあります．

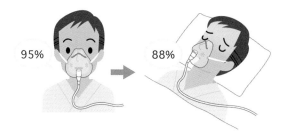

95% 88%

【症例2】

脳梗塞．食事摂取時に嘔吐し，誤嚥性肺炎と診断．午前中，酸素カニューラ3L/分でSpO_2 98％であったが，午後になり呼吸回数25回/分，SpO_2 88％まで低下した．

⇒ 肺炎の悪化による酸素化の障害と考えられます．発熱や痰の増加，性状の変化なども観察し，体位ドレナージ，分泌物の移動除去を試みたり，頭部挙上など体位の工夫を行います．また，酸素投与量もSpO_2 90％以上になるように酸素量の増加を行い，それに合わせてデバイスも変更し，必要量の酸素投与を行います．

【症例3】

整形外科術後，麻酔から半覚醒の状態で帰室した際，酸素マスク8L/分でSpO_2が94％であった．1時間後全覚醒し，SpO_2 100％となった．

⇒ 術中は麻酔の影響で低換気になり，酸素投与を必要としていても，麻酔からの覚醒に伴い自発呼吸が安定してくれば，酸素投与は不要になります．医師指示に基づき酸素の減量，もしくは中止を考慮します．

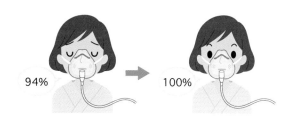

94% 100%

引用・参考文献
1）日本呼吸器学会 肺生理専門委員会，日本呼吸管理学会 酸素療法ガイドライン作成委員会編：酸素療法ガイドライン，p.2-21，メディカルレビュー社，2006.
2）3学会（日本胸部外科学会・日本呼吸器学会・日本麻酔科学会）合同呼吸療法認定士認定委員会：第15回3学会合同呼吸療法認定士認定講習会テキスト．2010.

NPPV：non-invasive positive pressure ventilation，非侵襲的陽圧換気　　IPPV：intermittent positive pressure ventilation，間欠的陽圧換気

医師からの酸素投与指示を読み解く

横須賀市立うわまち病院 ICU 集中ケア認定看護師　**畑 貴美子**

鉄則
8

流量減量の指示では流量に合わせたデバイスの変更を，増量の指示では$PaCO_2$上昇リスクを考慮して観察を行う.

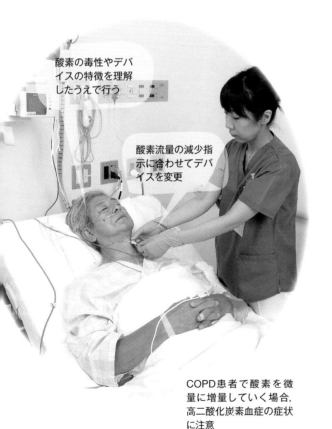

酸素の毒性やデバイスの特徴を理解したうえで行う

酸素流量の減少指示に合わせてデバイスを変更

COPD患者で酸素を微量に増量していく場合，高二酸化炭素血症の症状に注意

酸素療法における医師の指示

酸素療法における投与指示は，医師によって出されます．これは酸素が薬事法に定められた医薬品のうちの医療用ガスに属し(**図1**)，薬剤投与の種類に属するためです．また，酸素療法の弊害である酸素の毒性(p.35参照)や，これまでの項目で説明してきた酸素のデバイスの特徴(p.36参照)も理解したうえで，酸素療法を行うことが重要です．

酸素療法において，なぜ医師がそのように指示を出

図1　医薬品と医療用ガス(酸素)の関係

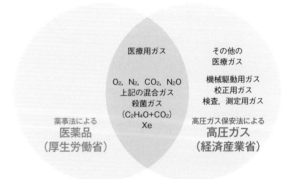

医療用ガス

O_2，N_2，CO_2，N_2O
上記の混合ガス
殺菌ガス
($C_2H_4O+CO_2$)
Xe

その他の医療ガス
機械駆動用ガス
校正用ガス
検査，測定用ガス

薬事法による
医薬品
(厚生労働省)

高圧ガス保安法による
高圧ガス
(経済産業省)

その他の医療ガス
酸素濃縮空気，吸引(陰圧)

日本産業・医療ガス協会ホームページ(http://www.jimga.or.jp/front/bin/ptlist.phtml?Category=7065)を参考に作成

＊デバイス装置，品具のことを指し，本稿では酸素療法に必要な器具である酸素マスクや鼻カニューラのことを示す

すのか？　また，医師の指示どおりに酸素を増量・減量
した場合の弊害があることも理解が必要です．

　本稿では，医師の指示の下に酸素療法を行うときの
注意点を説明します．

指示の実際

　たとえば，こんな指示はありませんか？
「SpO_2 92％以下で酸素1L/分ずつ増量，最大10L/分ま
で増量可能．SpO_2 98％以上持続で酸素1L/分ずつ減
量可能，中止も可」

1）酸素の増量，減量にはデバイスの変更が必要

　医師の指示で酸素を増量，減量していくときは，酸
素投与のデバイスを変更していくことが必要です．

　医師の指示には，デバイスの種類が指定されていな
いこともありませんか？　指示がない場合，看護師に判
断が任せられている場合もあります．

　鼻カニューラを使用していると，酸素を増量すると
鼻腔の痛みが生じてきます．酸素療法ガイドライン[1]に
も，鼻カニューラでの6L/分を超える使用は，酸素ガス
が鼻粘膜に刺激を与えてしまうことなどから，使用は推
奨しないと記載されています．患者が痛みや不快を訴え
た場合は，簡易マスクに変更することも検討しましょう．

　一般的には，酸素を増量，減量する際は，酸素流量が5
～6L/分以上となると簡易マスク，それ以下は鼻カニュー
ラに変更します（p.41参照）．さらに，8L/分以上の酸素
流量になる場合は，リザーバーマスクに変更しましょう．

2）こんなときは医師に報告

　医師の指示どおりに酸素を増量する際，短時間で酸
素を増量していかないとSpO_2が維持できない場合や，
呼吸困難が続いている場合は，低酸素血症が急激に進行
していると判断し，医師へ現状を報告してください．

　また，酸素の流量が最大流量になった場合は，次のステッ
プとして，HFNC（ハイフローセラピー），NPPV（非侵襲的
陽圧換気）や気管挿管，人工呼吸器管理となる可能性が高
いです．医師報告をはじめ，気管挿管，人工呼吸器をす
ぐに使えるように準備します．

　次に人工呼吸器装着患者での指示です．
「SpO_2 94％未満で酸素濃度10％ずつ増量，最大
100％まで増量可能．SpO_2 100％持続時，酸素濃度
5％ずつ減量し，酸素濃度30％まで減量可能」

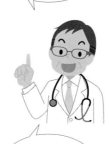
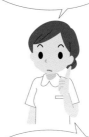

（SpO_2 92％以下で酸素1L/分から開始する）

（SpO_2が低下したから酸素1L/分で開始しよう！　投与方法は口呼吸だからマスクでいいかな？）

（SpO_2 98％以上で酸素1L/分減量，SpO_2 92％以下で酸素1L/分増量）

（SpO_2が上昇しないなぁ．どんどん酸素流量を増やしていこう．投与方法は鼻カニューラ（または，簡易酸素マスクのまま）でいいかな？）

1）酸素解離曲線を元に指示が出ている

　人工呼吸器装着患者の場合，看護師が観血的動脈圧
ラインから血液ガス検査を行い，PaO_2の値によって，
F_IO_2を変更している施設もあるかもしれません．しかし，
持続的にモニタリングができるSpO_2の値によって酸素
濃度を増減する指示が出ることもあるでしょう．その場
合，酸素解離曲線を元に，医師が指示を出しています．

　酸素解離曲線は，患者のpHや発熱などの状態で右方・
左方偏位することがあります．動脈血ガス分析を行った
ときのSpO_2が何％であったか確認し，酸素解離曲線と
差がないか確認するとよいです．

2）こんなときは医師に報告

　また，人工呼吸器装着患者では，酸素化を改善する方
法は，酸素濃度を増するだけでなく，PEEP（呼気終末陽
圧）や吸気時間などで酸素化を改善する方法もあります．

　酸素濃度60％以上まで増量していく場合や急激な酸
素化の悪化などがみられたら医師へ報告し，人工呼吸器
の設定変更を検討していきましょう．

事例でみる酸素投与指示

　皆さんの施設では，酸素療法の指示は，どのように
出されているのでしょうか？

　酸素療法を行うデバイスの指定がある場合もありま
すが，看護師にデバイスの選択が求められる場合もある
でしょう．それでは，医師指示を実施する際の酸素療法
に対する注意点を，事例を挙げて考えていきます．

　酸素を減量していくうえで，どのように減量してい
きますか？

NPPV：non-invasive positive pressure ventilation，非侵襲的陽圧換気
PEEP：positive end-expiratory pressure，呼気終末陽圧
HFNC：high-flow nasal cannula，高流量の酸素を鼻カニューラなどを用いて吸入する方法

事例1　酸素の減量とデバイスの選択

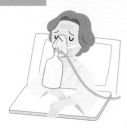

80歳代・女性．呼吸困難，心不全で緊急入院．

SpO_2 88％で起坐呼吸，胸部X線像上も肺うっ血像があり，利尿薬を静脈内投与．入院時より酸素10L/分リザーバーマスクで投与中．その後，利尿反応あり，SpO_2 100％まで上昇し，呼吸困難も緩和してきている．

医師の指示では「SpO_2 98％以上で酸素1L/分減量，中止も可能」．

【解説】

酸素流量の減量方法は，リザーバーマスク→フェイスマスク→鼻カニューラが一般的です．**表1**のように，酸素流量を減量していき，SpO_2の低下がないことを確認し，流量を医師の指示どおりに減量していきます．

表1のようにリザーバーマスクの酸素流量を減量していき，6L/分未満の流量での酸素投与になる場合は，呼気を再呼吸する可能性があり，$PaCO_2$が上昇するリスクがあります．そのため，簡易酸素マスクに変更するか，リザーバーマスクのバッグをたたんで酸素を減量していきます．

さらに減量し，酸素流量が5L/分未満となる場合は，次のステップとして鼻カニューラに変更して，減量していきます．

このようにリザーバーマスクを使用して減量していく際は，デバイスを変更する必要があります．しかし，吸入気酸素濃度24～90％まで調整可能なオキシマスク（**写真1**）など，1つのデバイスで酸素濃度が調整可能なものも施設によっては使用されてきています．

夜勤で担当になった場合，この患者を担当するに当たって，どのようなことに気をつけますか？

表1　酸素投与方法と得られる吸入気酸素濃度（%）

吸入気酸素濃度の目安（%）	酸素流量（L/分）		
	鼻カニューラ	単純酸素マスク	リザーバー付き酸素マスク
24	1		
28	2		
32	3		
36	4		
40	5	5～6	
44	6		
50		6～7	
60		7～8	6
70			7
80			8
90			9
90～			10

※患者の呼吸パターンや呼吸回数，呼気流速に依存するため，参考値とする．

写真1　吸入気酸素濃度24～90％まで調整可能なオキシマスク

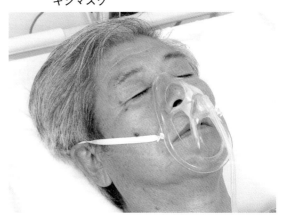

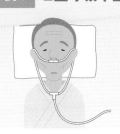

事例2　Ⅱ型呼吸不全患者への酸素療法

80歳代・男性．慢性閉塞性肺疾患（COPD）の既往あり，肺炎で入院．喫煙歴20本×50年．在宅酸素療法で0.25L/分で投与中．入院後，低酸素血症があり，鼻カニューラ酸素0.5L/分で投与．SpO_2 89％，呼吸困難なし．

主治医の酸素指示は，「SpO_2 88％以下で酸素0.25L/分ずつ増量，最大流量2L/分，それ以上低下時は医師へ報告」となっている．

【解説】

1）COPDの病態

　呼吸不全とは，「呼吸機能障害のため動脈血ガス（とくにO_2とCO_2）が異常値を示し，そのために正常な機能を営めない状態であり，室内空気呼吸時の動脈血酸素分圧（PaO_2）が60Torr以下となる呼吸器系の機能障害，またはそれに相当する状態」[1]と定義されています．そのうち慢性呼吸不全は，少なくとも1か月間持続するものをさし，Ⅰ型呼吸不全（$PaCO_2$が45Torr以下のもの）とⅡ型呼吸不全（$PaCO_2$が45Torrを超えるもの）があります．

　COPDとは，換気（二酸化炭素を排出すること）が困難であり（図2），酸素の取り込みだけでなく，換気障害となります．そのため，酸素化能が低下しています．酸素の流量を増量していくと，酸素の取り込みは改善されますが，換気障害があるため$PaCO_2$の上昇が予測されます．

2）ケアの注意点

　医師の指示では微量で酸素を増量していく指示があり，その上限の指示があります．酸素を指示の範囲内で増量していく過程でも，$PaCO_2$の上昇のリスクを予測して高二酸化炭素血症の症状（頭痛，めまい，振戦，顔面紅潮，発汗，精神障害，意識障害）を観察していきます．

　症状の出現やSpO_2の改善がなければ，早期に医師へ報告し，NPPVや気管挿管，人工呼吸の適応になることを理解しておきます．酸素の増量も，酸素流量計は微量計を用いて，0.25L/分ずつなどで増量していきます（写真2）．

　またこの事例では，COPDと診断されており，在宅酸素療法を行っている経緯がありました．しかし，COPDの確定診断には，画像診断やスパイロメトリ検査（写真3）を行うため，確定診断されていない慢性呼吸器疾患の患者は多くいます．

　喫煙歴や職歴，樽状胸郭などの体型の変化，動脈血

液ガス検査の結果を確認し，換気障害の有無を把握して，酸素療法を行いましょう．

図2　換気障害の分類

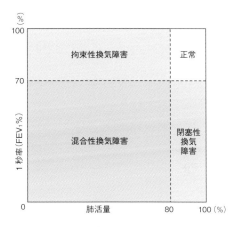

写真2　酸素流量計

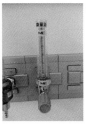

$PaCO_2$の上昇のリスクを予測し0.25L/分ずつなど微量で増量していく．

写真3　スパイロメトリ検査

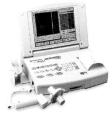

（写真提供：日本光電工業）

引用・参考文献
1）日本呼吸器学会 肺生理専門員会，日本呼吸管理学会 酸素療法ガイドライン作成委員会編：酸素療法ガイドライン．メディカルレビュー社，2009．

COPD：chronic obstructive pulmonary disease，慢性閉塞性肺疾患　　PaO_2：partial pressure of arterial oxygen，動脈血酸素分圧

酸素投与の「やってはいけない」エビデンスを知る

東京医科大学八王子医療センター 集中ケア認定看護師　**萩 亮介**

> 鉄則
> **9**
>
> 高濃度・高分圧の酸素投与は
> 酸素中毒やCO_2ナルコーシスの原因となる.
> SpO_2が100%のままではいけない.

Ⅱ型慢性呼吸不全の
患者ではCO_2ナル
コーシスに注意

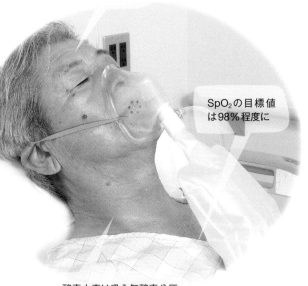

SpO_2の目標値
は98%程度に

酸素中毒は吸入気酸素分圧
と吸入時間に影響される

　入院患者に行われる治療のなかで,酸素療法はよくみる療法といえます.実際に私たちは酸素がないと生命維持ができません.投与酸素濃度は当然低いものの,巷にはけがの回復やアンチエイジング目的の酸素カプセルが流行っていたりします.

　しかし,酸素療法は一見安全なものに思われがちですが,一歩間違えると患者の生命を危険にさらしてしまう療法であることを十分認識しておく必要があります.

酸素は薬？ 毒？

　私たちの生命維持にとって酸素は必要不可欠の物質であり,「酸素は安全なものだ」という思いが皆さんにはありませんか.

　しかし,過酸化水素(H_2O_2)やオゾン(O_3),スーパーオキシド(O_2^-)などの活性酸素を例に挙げるとどうでしょう.酸素の持つ毒性が,感じ取れるのではないでしょうか.

　このように酸素がもたらす効果には,よい面とそうでない面があることを認識しておくことが重要です.

酸素療法が禁忌の患者のエビデンス

●パラコート中毒

1）パラコート中毒の病態

除草剤であるパラコートは，強力な毒性を持っています．服薬後24時間以内に多臓器不全やショックが急速に進行し，そこを乗り越えたとしても服薬後1〜2週間で間質性肺炎や肺線維症が進行し，その致死率は80％以上といわれています．そして，このパラコートの毒性に酸素が重要な役割を担っているのです．

2）パラコート中毒のメカニズム

パラコートが細胞内に取り込まれると，パラコートラジカルに還元されます．このパラコートラジカルが酸素と反応し，スーパーオキシド（O_2^-）やヒドロキシラジカル（・OH），過酸化水素（H_2O_2）といった活性酸素種（ROS）を大量に発生させ，細胞を傷害していきます．

とくに肺は，ほかの臓器に比べて高濃度酸素にさらされているため，よりROSが生じやすく，肺障害が顕著に進行していきます．

パラコートは多くが腸から吸収されず便から排泄されますが，体内に吸収されたパラコートも12〜24時間で腎臓から90％以上が排泄されます．

そのため，パラコート患者に対して体内にパラコートが吸収されている超急性期では，高濃度酸素投与は禁忌となります．

高流量・高分圧の酸素投与がいけないエビデンス

●酸素中毒

1）酸素中毒の病態

酸素は代謝過程によってROSに変化し，DNAや脂質などを傷害します．その一方で体内にはROSを無毒化し，傷害を修復する機構が備わっており，ROSによる傷害から生体を守っています．

しかし高分圧の酸素投与により，ROSの発生量が体内の処理能力を超えてしまうと，細胞や組織が大きく傷害されてしまいます．これが酸素中毒です．

酸素中毒の主な標的組織は肺・中枢神経・眼です．肺障害は慢性的に比較的高分圧（0.5〜1気圧程度）の酸素に暴露されることによって発症し，中枢神経障害は急激な超高分圧酸素（2気圧程度）の暴露によって起こります．

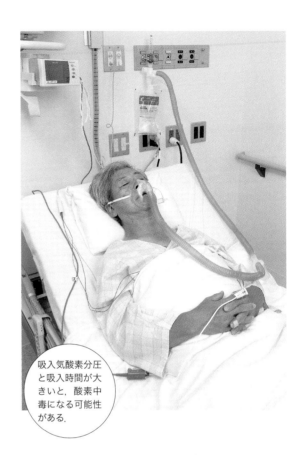

吸入気酸素分圧と吸入時間が大きいと，酸素中毒になる可能性がある．

2）酸素中毒の原因

酸素中毒を起こす要因として，高圧酸素療法（HBO）や高濃度酸素の持続投与が挙げられます．

酸素中毒は，投与酸素濃度ではなく吸入気酸素分圧と吸入時間に影響されます．大気圧下で安全とされる酸素濃度であっても，気圧が高くなれば吸入気酸素分圧も上がり，酸素中毒のリスクが高まるということです．

たとえば，安全濃度といわれる40％酸素を大気圧（1気圧＝760Torr）下で吸入させた場合，酸素分圧は約300Torr（0.4気圧）となりますが，2気圧下では酸素分圧は約600Torr（0.8気圧）になります．この酸素分圧は，1気圧下での80％酸素投与に相当します．

①肺酸素中毒（慢性酸素中毒）

高圧酸素投与下では，防御機構を上回るROSが産生され，高圧酸素に曝されている気管上皮や肺胞上皮，血管内皮の細胞が傷害されます（直接的傷害）．また傷害された細胞に対して免疫反応が起こり，好中球やマクロファージが集積・活性化し，これら免疫細胞からの炎症性メディエータや活性酸素の放出などにより，さらに肺

ROS：reactive oxygen species，活性酸素種　　HBO：hyperbaric oxygen therapy，高圧酸素療法

図1　吸収性無気肺のイメージ

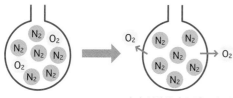

大気(約20%酸素)

窒素が肺胞内に残るため,虚脱しにくい

高濃度酸素

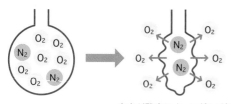

窒素が酸素によって洗いだされた結果,窒素が少なくなり(窒素分圧の低下),虚脱しやすくなる

図2　呼吸抑制のメカニズム

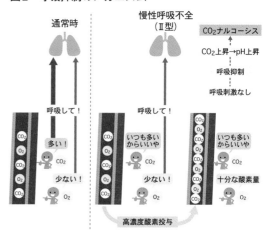

胞上皮や血管内皮を傷害します(間接的傷害).

　肺酸素中毒の症状としては,気管・気管支炎,心窩部痛,呼吸性に増悪する胸痛などがみられ,症状の進行により肺活量の低下や呼吸困難が出現してきます.また肺への侵襲が急性呼吸窮迫症候群(ARDS)を惹起し,間質の浮腫や肺の線維化など,さらなる肺障害が進展していくことになります.

　人工呼吸管理や一般的な酸素療法においては,この肺酸素中毒が注意すべき合併症といえます.

②脳酸素中毒(急性酸素中毒)

　脳酸素中毒は,超高分圧酸素に暴露されたときに急激に生じます.そのため一般的な酸素療法では,目にする機会がほとんどないでしょう.しかしHBO療法においては,そのリスクは高まるため注意が必要です.

　症状としては,悪心や嘔吐,めまい,振戦,耳鳴りなど多彩な症状が出現し,頭頸部を中心とした痙攣の出現や,強直間代性けいれんを起こすことがあります.

●吸収性無気肺

　吸収性無気肺とは,気管や気管支が閉塞することなどで,閉塞後の肺内の気体が血液に吸収されることで起こる無気肺です.

　本来空気は,約21%が酸素で残りのほとんどが窒素です.肺胞では酸素は吸収されますが,窒素はほとんど

吸収されないので肺胞内に残存し,短時間での吸収性無気肺は発生しづらいです.

　しかし高濃度酸素を投与した場合,酸素によって窒素が洗いだされてしまい,窒素分圧が低下します.その結果,肺胞内に残る気体が少なくなるため,肺胞が虚脱しやすくなります(図1).

●呼吸抑制・CO_2ナルコーシス

　慢性閉塞性肺疾患(COPD)などⅡ型慢性呼吸不全の患者に高濃度酸素を投与すると,呼吸抑制やそれに伴うCO_2ナルコーシスをきたすことがあります.

　健常者では主に,血中のCO_2分圧が呼吸中枢を刺激することで呼吸が維持されています.しかしⅡ型慢性呼吸不全の患者は,日常的に高CO_2血症と低O_2血症にさらされることにより,呼吸中枢はCO_2分圧に対する感受性を喪失し,低O_2の刺激によってかろうじて呼吸が維持されています.

　このような状態に高濃度酸素を投与すると,低O_2血症によってかろうじて刺激されていた呼吸が抑制され,低換気による高CO_2血症がさらに増悪し,脳内pHが急激に低下し意識障害を生じさせます.これがCO_2ナルコーシスです(図2).この状態が進行すると,呼吸停止から心停止に至ることもあります.

ARDS：acute respiratory distress syndrome,急性呼吸窮迫症候群　　COPD：chronic obstructive pulmonary disease,慢性閉塞性肺疾患

図3 酸素解離曲線

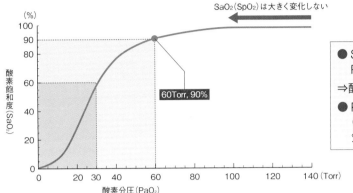

SaO₂(SpO₂)は大きく変化しない

- SaO₂(SpO₂)はほぼ100％と変化しないが，PaO₂は大きく低下している
⇒酸素化能力の変化に気づきにくい
- PaO₂が100Torrでも400Torrでも，SaO₂(SpO₂)は100％であり，酸素の過剰投与に気づきにくい

SpO₂は100％がいいのか？

酸素療法を行ううえで，SpO₂の継時的観察は欠かせません．では，何％くらいあればよいでしょうか．「やっぱり100％あることに越したことはない」と思われますか？　しかし，今回高濃度酸素がもたらす合併症の話をしてきたので，「高すぎるのもどうかなぁ？」と考えていただければと思います．

改めて酸素解離曲線をみてみましょう（図3）．

SpO₂がほぼ100％のときに取りうるPaO₂には，大きな幅があることに気づくと思います．つまり，PaO₂が200Torrでも400Torrでも，SpO₂は100％になります．そのため，SpO₂ 100％のときは，必要以上に酸素を投与しているおそれがあるのです．

違う見方をすると，患者の酸素化能力がPaO₂ 400Torrから200Torrに下がったとしても，SpO₂は100％のままです．つまり，呼吸状態の悪化など酸素化能力の変化に気づくことが遅れることもありうるということです．

そのため，高分圧酸素投与を避け呼吸状態の変化に早期に対応するために，目標SpO₂の上限を98％（PaO₂ 90〜100Torr）程度にすることが肝要です．

引用・参考文献
1) 喜熨斗智也ほか：酸素投与法．内科医に必要な基本的診療手技のノウハウ，診断と治療，99(4)：581-587，2011．
2) 田中英彦：パラコート毒性の機構とアスコルビン酸誘導体による抑制．福岡大学理学集報，41(1)：103-114，2011．
3) 日本中毒学会ホームページ．その8 パラコート．http://jsct.umin.jp/page047.htmlより2020年1月検索
4) 百瀬望，中根正樹：陽圧換気の影響を考えてみよう！ 酸素中毒，なぜ起こる？ どう防ぐ？ イラストでわかる人工呼吸器合併症の予防＆ケア，呼吸器ケア，2012夏季増刊，33-39，2012．
5) 篠崎正博：ARDSの基礎疾患．パラコートによる肺損傷．最新ARDSのすべて，別冊 医学のあゆみ，203-208，2004．
6) 日本呼吸器学会 肺生理専門委員会，日本呼吸管理学会 酸素療法ガイドライン作成委員会編：第Ⅵ章 酸素療法の合併症．酸素療法ガイドライン，p.66-70，2006．

手技・ケアの
ウィークポイントを
再チェック

地方独立行政法人 秋田県立病院機構 秋田県立循環器・脳脊髄センター 集中ケア認定看護師　**高橋悠葵**

鉄則
10

酸素投与デバイスの選択，流量計の使用方法，
酸素ボンベの取り扱いはエラーにつながりやすいので
見落とさない.

酸素療法は低酸素血症の改善や呼吸仕事量，心筋仕事量の軽減などを目的に日常的に施行されるケアの1つです．ここでは，酸素療法施行時の患者環境（**図1**）をもとに，見逃すとエラーにつながりやすいケースを状況，結果，対応に分けて解説していきます．

図1の丸で囲んで示した部分が，トラブルの発生頻度が多いところです．つまり，A：酸素投与デバイスの選択，装着法によるエラー，B：酸素流量計によるエラー，C：酸素ボンベの取り扱いに関するエラーです．

流量計の種類と使用
状態をチェック

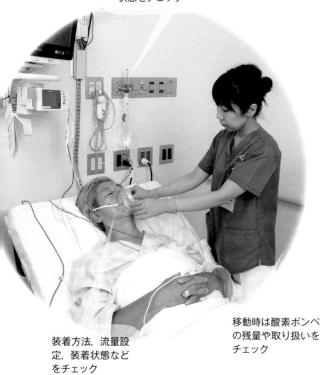

装着方法，流量設
定，装着状態など
をチェック

移動時は酸素ボンベ
の残量や取り扱いを
チェック

図1　酸素療法施行時の患者環境

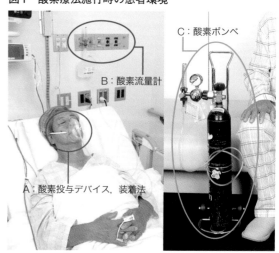

C：酸素ボンベ

B：酸素流量計

A：酸素投与デバイス，装着法

A：酸素投与デバイスの選択，装着法によるエラー

CASE1

状況：鼻カニューラで酸素流量6L/分以上を投与した．

結果：鼻カニューラでは酸素流量が6L/分以上でも，吸入気酸素濃度は上昇しません（p.37参照）．また鼻粘膜の乾燥から不快感が強くなり，鼻カニューラを自ら外すなど患者の協力が得られなくなる可能性があります．

対応：鼻カニューラでは，酸素流量は6L/分以下で投与します．酸素流量を5L/分以上に上げる必要がある場合は，鼻カニューラから酸素マスクへ変更します．

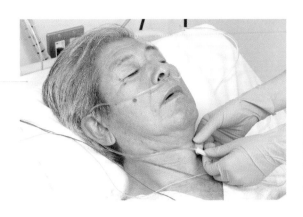

CASE2

状況：口呼吸または鼻閉のため，酸素流量2L/分をマスクで投与した．

結果：酸素流量が少ないため呼気の再呼吸をまねき（p.38参照），動脈血二酸化炭素分圧（$PaCO_2$）がわずかに上昇します．

対応：やむをえず酸素マスクにて5L/分以下の流量で使用する場合は，$PaCO_2$上昇のリスクを認識し，意識状態や呼吸パターン・リズムの変化に注意し，観察していく必要があります．

また，酸素の流出口は片側だけでも同じ効果が得られるため，片側のみの鼻閉であれば鼻カニューラは使用できます．

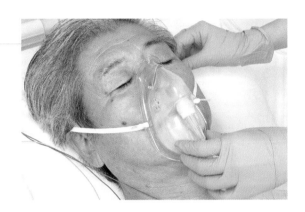

CASE3

状況：酸素マスクの側孔が大きいものに酸素チューブを接続した．または，酸素マスクの側孔が小さく多数あるものに蛇管を接続した．

結果：予測・設定した吸入気酸素濃度より，実際の吸入気酸素濃度は低くなります．

対応：低流量システム用マスクは酸素を無駄なく使用するため，マスクの孔を小さくし，酸素をマスクの外へ逃げにくくしています．高流量システム用マスクは余剰ガスと呼気の排出を妨げないため，マスクの孔を大きくしています．

そのため，小さく孔が多数開いたものは低流量システムで使用し，大きい孔が開いたものは高流量システムで使用します（**表1**）．

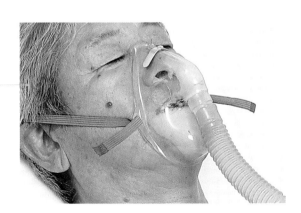

CASE4

状況：吸入気酸素濃度を上げるため，酸素マスクの側孔を塞いだ．

結果：流量抵抗が上昇し，室内気を引き込む量が減少するため吸入気酸素濃度が不安定になります．

対応：吸入気酸素濃度を上げる場合は，酸素マスクの側孔は塞がず，リザーバーマスクへ変更します．

$PaCO_2$：arterial carbon dioxide partial pressure，動脈血二酸化炭素分圧

表1 酸素流量の投与システムと吸入気酸素濃度

	投与システム	酸素濃度 （酸素流量）	使い方	注意点	ポイント
低流量システム	鼻カニューラ	22〜24% （0.5〜6L/分）	・口呼吸や鼻閉がないことを確認する ・流出口を鼻に当て，両側の耳介にゴムをかけて顎の下で長さを調節する	・流量6L/分以上でも酸素濃度は変わらない．6L/分以上では鼻粘膜が乾燥するため，6L/分以下で投与する ・口呼吸や鼻閉などの場合，実際の吸入気酸素濃度が予測値よりも低い濃度になるため，評価の際はこの点も考慮する	・酸素の流出口は，片側だけでも同じ効果が得られるため，片側のみの鼻閉であれば使用可能
	酸素マスク	40〜60% （5〜6L/分）	・マスクを顔に当て，ゴムを引っ張り長さを調節する ・マスクの鼻の部分の金属（ノーズクリップ）を鼻の上で絞り，フィットさせる ・呼気の再吸収を防ぐため酸素流量は5L/分以上にする	・酸素流量が低流量だとマスク内に貯留した呼気を排出できず，再呼吸してしまう ・呼気の再呼吸による$PaCO_2$の上昇の危険性がある ・耳介とゴムとの摩擦により皮膚障害を起こす危険性がある	・マスクが70〜100mLのリザーバーになることで鼻カニューラよりF_iO_2は高くなる
	リザーバー付酸素マスク	60%以上 （6L/分）	・酸素マスクと同様にフィッティングを行う ・一方弁の有無を確認する	・リザーバーが膨らんでいることを確認する	・安全バルブの働きにより，呼気のCO_2再吸入は起こらない ・リザーバーが膨らまない場合は流量を上げたり，一方弁を調節する
高流量システム	ベンチュリーマスク	24〜50% （推奨量）	・酸素マスクと同様にフィッティングを行う ・投与したい酸素濃度のベンチュリー管を用いてマスクとチューブを接続し，推奨される酸素流量を流す	・設定濃度によって推奨される酸素流量が決められている ・推奨酸素流量以下では，吸入気酸素濃度は低下する	・患者の換気量に関係なく，安定した酸素濃度を維持できる ・酸素濃度は，ベンチュリー管の種類を変えることで調節する
	ネブライザー付酸素吸入器	35〜100% 大人では50%まで （6〜15L/分）	・酸素マスクと同様にフィッティングを行う ・投与したい酸素濃度にダイヤルを合わせ，推奨される酸素流量を流す ・投与流量は6L/分以上が望ましい	・蛇管内に水が溜まらないよう，ウォータートラップを最低位に固定する ・推奨酸素流量以下では，吸入気酸素濃度は低下する	・加湿機能が高く，痰の粘度を低下させて喀出を助ける効果がある ・流量が出せないため，実際に使用できるのは50%までとなる

写真1 切り込みを入れたシリコーンゲルドレッシングと耳介部付け根の保護

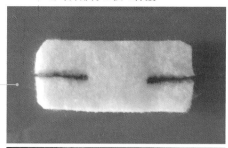
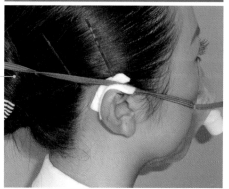

CASE5

状況：酸素マスクを密着させるため，ゴム紐を短く調整した．もしくは，体位変換などにより鼻カニューラのストラップ部分が耳介部に食い込んでいる．

結果：主に耳介部の付け根に圧迫損傷が発生し，線状の発赤，びらん，潰瘍を生じる可能性があります．

対応：酸素マスクに付属するゴム紐を，柔らかい伸縮包帯へ変更します．

鼻カニューラの場合，耳介部に接するストラップ部に柔らかく吸湿性の高い不織布ガーゼなどを巻きつけ，接触面積を広げる方法もあります．

または，創傷用シリコーンゲルドレッシング（エスアイエイド）や親水性ポリウレタンフォームドレッシング（ハイドロサイトプラス）などを用いて，圧迫と摩擦・ずれによる外力から皮膚保護を行います（**写真1**）．

CASE6

状況：リザーバーマスク使用時，患者の吸気時にリザーバーが萎んでしまう.

結果：患者の換気量に対して，酸素流量が不足している状態です. そのため,高濃度の酸素投与ができていません.

対応：リザーバーバッグの効果を十分に得るため,リザーバーバッグは吸気・呼気に関係なく常に膨張させておく必要があります. 5L/分以下の酸素流量では,リザーバーバッグが十分に膨らまないため，必ず6L/分以上の酸素流量を使用します.

リザーバーを膨らませるには，酸素流量を上げるか，マスク両側の一方弁を片側だけ外します. ただし，一方弁を除去した場合は，外気を吸入することになるため，吸入気酸素濃度が低下することを認識しておかなければいけません.

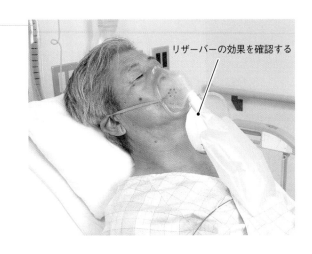

リザーバーの効果を確認する

CASE7

状況：ネブライザー付酸素吸入器(インスピロンネブライザーなど)で酸素流量5L/分, 酸素濃度40％で実施している.

結果：混合ガス総流量30L/分以下のため，患者の吸気流速に追いつかず，周囲の空気を吸い込んでしまうため吸入気酸素濃度が低下しています.

対応：酸素流量は早見表(**表2**)を参考に，総流量が30L/分以上になるよう酸素濃度に対応させ，決定します. 35％の酸素濃度を得るためには6L/分以上，40％では8L/分以上，50％では11L/分以上の酸素流量が必要になります. 通常の酸素流量計は10〜15L/分が上限であるため，吸入は50％程度が限界です.

表2 酸素流量の早見表

設定酸素濃度(%)		酸素流量(L/分)											
		4	5	6	7	8	9	10	11	12	13	14	15
	100	4.0	5.0	6.0	7.0	8.0	9.0	10.0	11.0	12.0	13.0	14.0	15.0
	70	6.4	8.1	9.7	11.3	12.9	14.5	16.1	17.7	19.3	21.0	22.6	24.2
	50	10.9	13.6	16.3	19.1	21.8	24.5	27.2	30.0	32.7	35.4	38.1	40.9
	40	16.6	20.8	24.9	29.1	33.3	37.4	41.6	45.7	49.9	54.1	58.2	62.4
	35	22.6	20.8	33.9	39.5	45.1	50.8	56.4	62.1	67.7	73.4	79.0	84.6

CASE8

状況：人工鼻を使用したまま，ネブライザーまたは加湿を併用した.

結果：人工鼻のフィルターが目詰まりし，呼吸ができなくなるため窒息します.

対応：人工鼻とネブライザー，または加湿の併用は避けましょう.

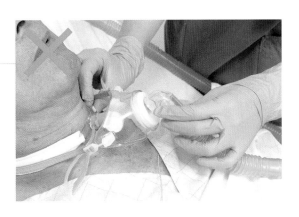

B：酸素流量計によるエラー

CASE1

状況：ベンチュリーマスクを大気圧式酸素流量計で投与した.

結果：供給圧の違いから流量抵抗がかかり，酸素濃度が低下する可能性があります．スピンドル先端の位置の違いにより，流量計内部の圧力に差が生じています(**図2**).流量計内部の圧力は大気圧式で，0.1MPa，恒圧式で0.4MPaです.

対応：大気圧式は，流量抵抗のかからない低流量システムで使用します．ベンチュリーマスクなど高流量システムの場合は流量抵抗がかかるため，必ず恒圧式を使用します.

中央配管に接続した際，フロートが一瞬上昇するのが恒圧式の酸素流量計であり，流量計内部に圧力(0.4MPa)の記載があります(**写真2**).

CASE2

状況：酸素療法未使用時でも，常に中央配管に酸素流量計を接続している.

結果：酸素流量計内部に常に配管圧がかかっているため，破損する可能性があります.

対応：未使用時には酸素流量計を外します.

酸素流量計は，フロート式流量計(恒圧式，大気圧式)とダイヤル式流量計の2種類に分類されます．ダイヤル式酸素流量計にも，低圧式と高圧式があります．見分けがつきにくく，高圧式の流量計を使用した場合でも，フロート式流量計を使用したときと比較して，トータルフローが少なくなる傾向があります．そのため，ダイヤル式酸素流量計は，低流量システムに適しています.

C：酸素ボンベの取り扱いに関するエラー

CASE1

状況：酸素5L/分で投与中の患者が片道10分かかる検査室へ．酸素ボンベの残量が5MPa以下で検査移動した.

結果：移送中に酸素残量が0になる可能性があります.

対応：一般的に移動時には容積3.4L，充填量500Lのボンベを使用します．酸素ボンベでの移動時は残量に注意し，移動や検査の使用時間に足りるかを確認する必要が

図2　酸素流量計の構造

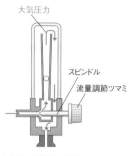
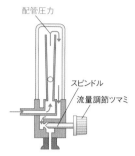

大気圧式酸素流量計
調節弁がガス入口部にあり，ガスの入口側で酸素量を制御している．流量計の内部は大気圧力(0.1MPa)．低流量システムでのみ使用可能.

恒圧式酸素流量計
調節弁がガス出口側にあり，流量計内部は中央配管とつながり配管圧力(0.4MPa)．低流量システム・高流量システムでも使用可能.

写真2　恒圧式酸素流量計

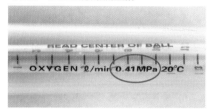

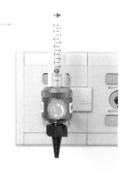

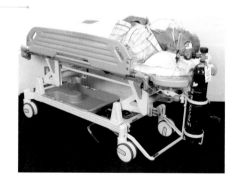

あります．残量と使用可能時間は，下記の式から計算します．

《ボンベ容積3.4L（500L容器）の場合》

酸素ガス残量（L）＝ ボンベ容積（3.4L）×圧力計指示値×10

残り時間（分）＝ 酸素ガス残量（L）÷使用流量（L/分）

圧力計指示値が5MPaの場合，酸素残量は約170Lとなります．酸素流量5L/分で使用した場合，34分で残量0になります．エレベーター待ち，順番待ちなど移動時以外に時間を要することもあります．

残量5MPaは交換の目安です．実際に使用する際は，予想使用時間より30分程度残量のあるボンベを使用することや，計算した残使用時間の8割を使用可能時間と考えることが推奨されています（**写真3**）．ボンベの容器にも内容量と充填圧などが刻印されているので，確認することができます．

CASE2

状況：酸素ボンベが倒れた．

結果：容積3.4L，充填量500Lのボンベの重量は約5kgです．移送者の足にボンベが落下すると，骨折などの外傷リスクがあります．高圧ガス用器（ボンベ）は医療ガスが高圧（14.7MPa，150kg/cm²）で充填されていますが，バルブが破損した場合，ボンベの破片が飛び2次被害が起こる危険性があります．また，酸素流量計が破損した場合には酸素漏れのリスクもあります．

対応：ボンベはていねいに扱い，転落，転倒などの衝撃を与えないように移動時は専用のボンベ台，またはカートに載せることが必要です（**写真4**）．

CASE3

状況：MRI（磁気共鳴映像法）検査室への移送時，病棟用酸素ボンベを持ったまま入室した．

結果：MRI検査室では強力な磁場が発生しているため，酸素ボンベが引き込まれる可能性があり，患者への外傷，機器破損が起こる危険性があります．

対応：MRI対応の専用酸素ボンベを使用します．

CASE4

状況：酸素流量の設定だけを行い，酸素ボンベの元栓の開栓を確認しなかった．

結果：前回使用者が使用後の酸素ボンベの残圧解除を怠っていた場合，移送中に酸素投与が止まってしまいま

MRI：magnetic resonance imaging，磁気共鳴映像法

写真3　酸素ボンベの残量

十分に残量のあるボンベを使用する．

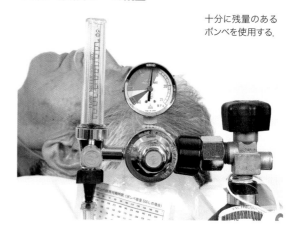

写真4　専用のボンベ台

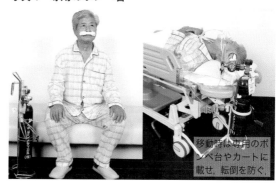

移動時は専用のボンベ台やカートに載せ，転倒を防ぐ．

す．

対応：流量調整器一体型の酸素ボンベ以外の酸素ボンベでは，使用後の残圧解除を怠った場合，減圧弁・圧力調整器内には圧縮された酸素が残されます．この状態でも酸素投与は可能なため，酸素流量計の視流計が上がり，酸素が流れていると誤認したり，「シュー」といった音でも誤認してしまい開栓忘れが発生する危険性があります．

　ネジ式で圧力調整器が外付タイプのものや2wayタイプ（酸素流量計仕様とアウトレットアダプタ仕様が選択可能）の酸素ボンベでは酸素ボンベの元栓が開いているかを必ず確認します．

＊

　酸素療法は日常的に行われますが，間違った使用方法ではその効果を十分に得ることはできません．患者の呼吸アセスメントとともに，周辺機器の正しい管理も大切です．

引用・参考文献

1) 濱本実也：急変対応のすべてがわかるQ&A（佐藤憲明編）. p.124-127, 照林社, 2011.
2) 露木菜緒：エキスパートの呼吸器ケア〜人工呼吸管理中のケアに必要な知識編 酸素療法. 重症集中ケア, 10(2)：42-50, 2011.
3) 道又元裕, 露木菜緒監：ICU3年目ナースのノート. p.44-45, 日総研出版, 2013.
4) 西林直子：機器別予防策と実際のケア 2)酸素マスク・経鼻酸素カニューレ. 医療関連機器圧迫創傷の予防とケア, 看護技術, 60(4)：312-314, 2014.
5) 3学会（日本胸部外科学会・日本呼吸器学会・日本麻酔科学会）合同呼吸療法認定士認定委員会：第13回3学会合同呼吸療法認定士認定講習会テキスト, 2008.
6) 日本メディカルネクスト ホームページ. http://www.j-mednext.co.jp/index.htmlより2020年1月検索
7) 3学会（日本胸部外科学会・日本呼吸器学会・日本麻酔科学会）合同呼吸療法認定士認定委員会編：呼吸療法テキスト. 改訂第2版, 克誠堂出版, 2005.
8) 岩谷理恵子：え？ 知らないの？ 酸素流量計の使い方. INTENSIVIST, 5(3)：672-674, 2013.

第2章

いま現場で必須の呼吸管理

NPPVの基本と実践

NPPVの おさえておきたい基本

那覇市立病院 集中ケア認定看護師　**普天間 誠**

NPPVとは

　非侵襲的陽圧換気(NPPV)とは，専用の密着型マスクを用いて空気を送り呼吸を補助する人工呼吸器です．マスクは着脱が比較的容易で，すばやく補助換気ができ緊急時や在宅での使用に適しています．

　一方，侵襲的陽圧換気(IPPV)とは，口や鼻から気管チューブを通し気道を確保して呼吸を補助する人工呼吸器です．侵襲的とは，気管チューブを挿入して行う人工呼吸で，気管チューブを挿入せずに行うのが非侵襲的人工呼吸となります．

　NPPVは，気管チューブを挿入せずに人工呼吸管理を行うので非侵襲的な人工呼吸となります．

NPPVのメリットとデメリット

　NPPVのメリットとデメリットを**表1**に示します．

1 NPPVのメリット

　気管チューブを挿入せずに，マスクで換気補助できる点がメリットとなります．たとえば，気管挿管に伴う合併症で，誤嚥や食道挿管や歯牙損傷などを回避することができます．

　とくに大事なのが，人工呼吸器関連肺炎(VAP)のリス

表1　NPPVのメリットとデメリット

メリット	デメリット
●気管挿管に伴う合併症の回避 　気管挿管に伴う誤嚥・食道挿管・歯牙損傷の回避など． ●食事や会話ができる 　食事や水を飲むことも可能で嚥下機能温存に有用． 　患者の訴えを把握しやすい． ●感染が少ない 　気道の感染防御機能も比較的保たれるため感染の減少． ●すぐに陽圧換気が行える 　マスクの着脱が容易なため，すばやく補助換気ができる．	●胃の膨張・誤嚥の危険性 　気道と食道が分離されていないため胃内に空気が入り込む． ●上気道閉塞の恐れ 　分泌物が多く頻繁に吸引が必要な患者では気道浄化が難しい． 　上気道が乾燥したまま長期使用することで起こりやすい． ●気道内圧の制限 　マスクを用いての換気のため閉塞回路を作ることができない． 　平均気道内圧を高く維持することが困難． ●マスクによる皮膚障害の危険性 ●乾燥による口腔，鼻腔，眼のトラブルの危険性 ●患者の協力が不可欠 　マスクによる圧迫感，リークの不快感などでNPPV維持が困難となるケースがある． ●医療スタッフの熟練した技術も必要

NPPV：non-invasive positive pressure ventilation，非侵襲的陽圧換気
IPPV：invasive positive pressure ventilation，侵襲的陽圧換気

表2　NPPVのエビデンスレベル（急性呼吸不全）

疾患	エビデンスレベル	推奨度
COPD急性増悪	I	A
急性心原性肺水腫	I	A
免疫不全に伴う急性呼吸不全	II	A
肺結核後遺症	IV	A
COPD患者の早期抜管	I	B
喘息	II	B
胸郭損傷	III	B
重症肺炎	IV	C1

表3　NPPVのエビデンスレベル（慢性呼吸不全）

疾患	エビデンスレベル	推奨度
肥満低換気症候群	I	A
神経筋疾患	II	B
COPD（慢性期）	II	C1
拘束性換気障害	IV	C1

I：システマティックレビュー，メタ解析
II：1つ以上のランダム化比較試験
III：非ランダム化比較試験
IV：分析疫学的研究（コホート研究や症例対象研究による）
A：行うよう強く推奨する．
B：行うことを推奨する．中等度の根拠がある．
C1：科学的根拠は少ないが，行うことを考慮してもよい．

表4　NPPVが禁忌とされる病態

絶対禁忌
- 呼吸停止または心停止
- マスクの装着が不可（顔面に外傷・熱傷・奇形がある）

相対禁忌
- 血行動態が不安定（低血圧，不整脈，大量の出血など）
- 意識障害（昏睡），治療に非協力的
- 誤嚥のリスクが高い（嘔吐など），咳嗽反射がないまたは弱い
- 気道確保ができない，気道分泌物が多く排出が不能
- 多臓器障害
- 最近の上気道あるいは上部消化管（食道・胃）の手術

クが減ることです．VAPの主な原因は気管チューブの挿入による咽頭分泌物の誤嚥と言われています．そのため，気管チューブを使わないNPPVでは，VAPの発症率を下げることにつながります．

また，専用のマスクは着脱が容易にできますので，一時的に外せば経口摂取や会話も可能となります．

2 NPPVのデメリット

気管チューブを挿入しないため気道と食道が分離されていません．そのため，胃内に空気が入り，腹部膨満や嘔吐・誤嚥のリスクがあります．

また，上気道閉塞のリスクもあります．これは，分泌物が多い患者や上気道が乾燥したまま長期使用することで，咽頭に分泌物の塊ができることで起こります．

さらに，マスクによる皮膚障害を生じる可能性があります．マスクの過剰な締め付けや，マスクの摩擦やズレなどが原因で起こります．

NPPVの適応と禁忌

1 NPPVの適応患者

急性期・慢性期の有効性にかかわるエビデンスは**表2，3**となります．とくに急性期の場合，COPD（慢性閉塞性肺疾患）増悪と急性心原性肺水腫は適応を満たせば積極的にNPPV使用を検討します．

2 NPPVの禁忌患者

絶対禁忌は「呼吸停止または心停止」と「マスクの装着が不可」になります（**表4**）．それ以外の項目は相対禁忌とされ，病状や管理体制によって慎重に実施します．

たとえば，CO_2ナルコーシスで意識障害をきたす場合があります．意識障害は相対禁忌ですが，NPPVを用いることでCO_2ナルコーシスが改善され短時間で意識状態が改善することがあります．このような病態では，気管挿管の準備を整えながらNPPVを実施します．

VAP：ventilator-associated pneumonia，人工呼吸器関連肺炎　　COPD：chronic obstructive pulmonary disease，慢性閉塞性肺疾患

図1　V60外観と画面

外観

ナビゲーションリング
・指でなぞると数値などの変更，中央の確定ボタンで確定します．
・数値は右回りで大きく，左回りで小さくなります．

カラー液品タッチスクリーン

確定ボタン

圧ポート

機器からの送気口

電源ボタン（押すと起動または終了します）

画面

一分間のリーク量

呼吸回数の中の自発呼吸の割合

一回の呼吸時間中の換気時間の割合

呼吸回数　一回換気量　分時気量　最高気道内圧

実際の測定器

換気パターングラフィックモニター

現在の設定

現在のモード

アクティブモード S/T

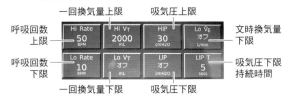

アラーム設定画面

一回換気量上限　吸気圧上限

呼吸回数上限

呼吸回数下限

一回換気量下限　吸気圧下限

文時換気量下限

吸気圧下限持続時間

| Hi Rate 50 BPM | Hi V$_T$ 2000 mL | HIP 30 cmH2O | Lo V$_E$ オフ L/min |
| Lo Rate 10 BPM | Lo V$_T$ オフ mL | LIP オフ cmH2O | LIP T 5 secs |

画面表示の見方

【V60の場合】：外観と画面・アラーム画面（図1）

　機種によって操作性やボタン配置などは異なりますが，表示される項目の数値や波形は共通です．医師の指示通りの設定値か，患者の測定値を確認します．また，アラーム設定も確認します．その際，患者の状態（実測値）に応じたアラーム設定となっているか確認します．

NPPVの基本的な換気モード

1 設定項目

- IPAP（吸気圧）：吸気時の圧設定
- EPAP（呼気圧）：呼気時の圧設定
  ＊IPAP−EPAPがPS（プレッシャーサポート）に相当します．
- Rate：バックアップ換気時の1分間の呼吸回数
- I-Time（Ti）：バックアップ換気の1呼吸サイクルにおける吸気時間

- Rise Time（ライズタイム）：EPAPからIPAPへ移行するまでの立ち上がりの速さ

2 使用される換気モード

　NPPVで使用される代表的な換気モードは以下となります．

- 換気のサポート（IPAP：吸気圧）
  ・S（spontaneous）モード
  ・T（timed）モード
  ・S/T（spontaneous/timed）モード
- 吸気相と呼気相で一定の陽圧（EPAP：呼気圧）
  ・CPAP（持続気道陽圧）モード

　一般的に，NPPVで使用されるモードは，CPAPとS/Tモードとなります．

3 代表的な換気モード

①CPAPモード（図2）

　常に一定の圧力を気道内にかけ続けるモードです．患者の吸気相・呼気相の両相に設定した圧をかけます．

IPAP：inspiratory positive airway pressure，吸気圧　　EPAP：expiratory positive airway pressure，呼気圧
PS：pressure support，プレッシャーサポート　　CPAP：continuous positive airway pressure，持続気道陽圧

図2 CPAPモード

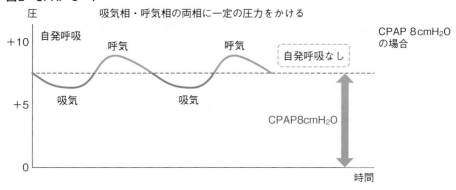

圧　　　　吸気相・呼気相の両相に一定の圧力をかける

CPAP 8cmH₂O
の場合

自発呼吸

+10

呼気　　　　　　　　　呼気

自発呼吸なし

吸気　　　　　　　吸気

+5

CPAP8cmH₂O

0

時間

図3 Sモード

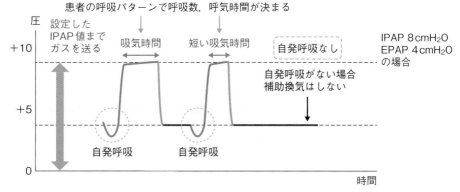

自発呼吸のみIPAPで捕助する

患者の呼吸パターンで呼吸数，呼気時間が決まる

圧　設定した
IPAP値まで
ガスを送る

吸気時間　　短い吸気時間

自発呼吸なし

IPAP 8cmH₂O
EPAP 4cmH₂O
の場合

+10

自発呼吸がない場合
補助換気はしない

+5

自発呼吸　　　自発呼吸

0

時間

呼気相に圧力をかけることで，病的な肺胞を拡張して保持し，肺の容量を増やします．

その結果，機能的残気量の増加，酸素化の改善などの効果が期待できます．人工呼吸器におけるPEEPと同様の効果となります．

②Sモード（図3）

IPAPとEPAPの二相性の圧レベルによって構成されます．患者の吸気時（自発呼吸）に合わせて設定したIPAP値までガスを送り換気を補助します．また，呼気時には，設定したEPAP値で一定の陽圧を気道にかけま

す．

このIPAPとEPAPの差（IPAP-EPAP）がプレッシャーサポート（PS）圧となります．

PSは，呼吸数・吸気時間などは患者の呼吸パターンによって決まります．ただし，自発呼吸がない場合には換気補助は行いません．

③Tモード（図4）

IPAPとEPAPの二相性の圧レベルによって構成されます．患者の吸気時（自発呼吸）に関係なく，設定したIPAP値と換気回数でガスを送ります．また，吸気相か

図4　Tモード

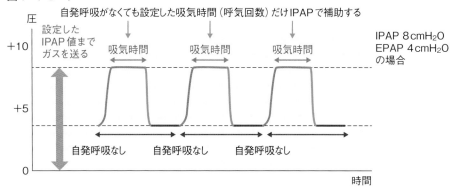

自発呼吸がなくても設定した吸気時間（呼気回数）だけIPAPで補助する

IPAP 8 cmH$_2$O
EPAP 4 cmH$_2$O
の場合

図5　S/Tモード

自発呼吸はIPAPで補助し，一定時間自発呼吸がなければバックアップ換気で補助する

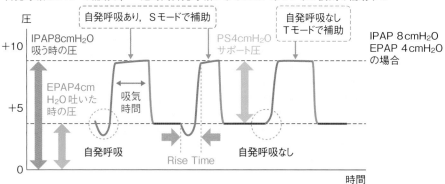

IPAP 8 cmH$_2$O
EPAP 4 cmH$_2$O
の場合

ら呼気相への切り替わりも，患者のタイミングではなく設定した吸気時間によって行われます．患者の自発呼吸がない場合は，PS（＝IPAP-EPAP）を強制的に送気し換気を補助します．

④S/Tモード（図5）

　患者が自発呼吸を行っている場合は，吸気時に合わせIPAP値までガスを送ります（Sモード）．一定時間以上自発呼吸がない場合には，PS（＝IPAP-EPAP）を強制的に送ります（Tモード）．また，呼気時は設定したEPAP値で気道内に一定の圧力をかけ続けます．肺を広げることでCPAPと同様の効果を期待します．

NPPV 使用時に おさえておきたい注意点

那覇市立病院 集中ケア認定看護師 **普天間 誠**

NPPV導入（基準）での注意点

NPPVを導入するための最低条件は，以下の3つになります．

- 自発呼吸が可能である
  - →NPPVでは，原則として自発呼吸を使います．そのため，自発呼吸がない場合，十分な換気補助を行うことができません．
- 咳嗽反射と咳嗽力がしっかりしている
  - →咳嗽反射や咳嗽力がない場合，十分に排痰が行えず上気道閉塞をきたす危険が高まります．
- 患者の協力が得られている
  - →患者の協力を得ることができなければNPPVを継続することができません．患者と意思疎通を図り患者の協力を得ることでNPPV継続が可能となります．

一般的なNPPV導入基準は，**表1**となります．

導入の流れ（図1）

1 導入前の確認

NPPVを導入する前に，患者・家族へ気管挿管の同意について確認します．

「NPPV失敗群ではNPPVのまま管理できた成功群に比べて著明に予後が悪化する」という報告があります．そのため，気管挿管の同意については必ず確認し，必要であれば遅延なく気管挿管ができる準備をします．

2 患者への説明

NPPVを成功させるには患者の協力をいかに得られるかがポイントです．導入時に，患者へ不快感を与えると，拒否が続き継続が困難となるからです．NPPVの必要性について説明し，理解できているか確認をします．

また，マスクはすぐに顔に当てずに，患者の手に当て「このような風が流れてきます」など説明しなるべく不安を与えないように説明をします．

3 導入と効果判定

①NPPVの導入

NPPV導入時は，できるだけ低い圧から開始します．低い圧から開始すると，圧に対する不快が少なく導入しやすくなるからです．たとえば，CPAP $10cmH_2O$ の設定指示の場合，CPAP $4\sim5cmH_2O$ 程度から開始します．患者が圧に慣れてきたらCPAP $10cmH_2O$ まで段階的に上げていきます．

②NPPVの効果判定

効果判定は開始後30分～1時間以内に行います．動脈血液ガスの評価（PaO_2上昇，$PaCO_2$減少，pHの改善）と同時に患者状態の観察（意識レベル，呼吸数，呼吸パターン，脈拍，腹部膨満など）を行います．動脈血液ガス分析値でpHの改善，呼吸困難感の改善が得られていれば奏効していると評価します．

一方，開始後30分～1時間経過しても$PaCO_2$，pHが改善しなければ，NPPV設定調整あるいはNPPVを中止し気管挿管の検討を行います（**表2**）．そのとき注意する

表1　導入する基準

1. 改善する可能性が高い疾患
2. 人工呼吸補助の明らかな必要性（以下の項目に該当）
- 中程度から重症の呼吸不全
- 頻呼吸
- 呼吸補助筋の使用または奇異呼吸
- ガス交換の異常

(pH<7.35，$PaCO_2$>45Torr あるいは PaO_2/F_IO_2<200)
※各1項目を満たす場合，導入を検討する
(PaO_2/F_IO_2：呼吸状態の酸素化を評価する指標の1つで
PaO_2/F_IO_2<300だと酸素化不良と考える)

表2　NPPVから気管挿管への移行基準

1. 呼吸状態の悪化
①F_IO_2を上げても低酸素血症が進行しているP/F比の悪化
②高二酸化炭素血症の進行，pH改善がない
③頻呼吸・努力呼吸が悪化している
2. 循環動態悪化
①血圧が20％以上変化している
②頻脈の改善がない
③不整脈が増加している
④心筋虚血症状の出現
3. 意識レベルが低下している
4. NPPVを拒否している
5. 上気道確保が困難（分泌物など）

図1　NPPV導入の流れ

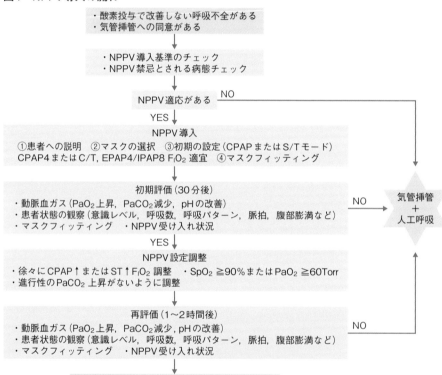

長谷川隆一：呼吸器系障害の治療・ケア（道又元裕，長谷川隆一，濱本実也ほか編），クリティカルケア実践の根拠，照林社，p63，2012．を参考に作成

ことは，NPPVに固執するあまり気管挿管への移行が遅れることです．気管挿管のタイミングが遅れると死亡率が増加すると言われています．そのため，開始30分～1時間後に必ず評価し，いつでも気管挿管へ移行できるよう準備も行います．

マスクの種類と選択

NPPVのマスクは，急性期・慢性期にタイプを大まかに分けることができます．一般的なNPPVマスクの特徴について図2に示します．各マスクの種類や特徴などを理解し，患者に適したものを選択します．

図2　マスクの特徴

急性期　顔を全体的に覆うタイプ・高圧に強い

マスクの種類	メリット	デメリット
フルフェイスマスク（鼻口マスク） 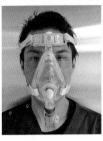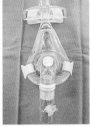	■開口によるリークが少ない ■気道内圧や換気量が低下しにくい ■圧と酸素濃度が維持しやすい	■鼻根部や口まわりの皮膚損傷リスクが高い ■会話が聞き取りにくい ■嘔吐時に誤嚥や窒息のリスクが高い
トータルフェイスマスク 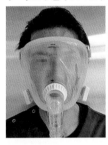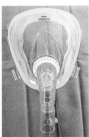	■皮膚の接着面が広くリークが少ない ■一ヶ所に圧がかかりにくく皮膚損傷のリスクが少ない	■死腔が大きい ■コミュニケーションがとりくい ■閉塞感がある

慢性期　視界が比較的良い・会話や食事がしやすい

マスクの種類	メリット	デメリット
ネーザルマスク（鼻マスク） 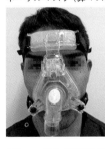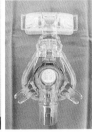	■死腔や圧迫感が少ない ■リークが少ない ■気道分泌物の自己喀出がしやすい ■安定性がよい	■開口によりリークが多くなる ■鼻周囲に皮膚損傷リスクがある ■鼻閉があると使用できない
ピローマスク（鼻プラグマスク） 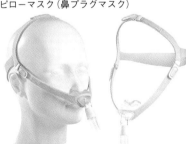	■装着が容易 ■鼻周囲への圧迫感が少ない ■視野が広い	■鼻孔の形状や鼻中隔などは個人差がありフィッティングが難しい ■プラグが鼻孔内の粘膜に触れるため圧迫による潰瘍を起こすことがある

（写真提供：フィリップス・ジャパン）

図3　リークの種類

| 非意図的リーク | トラブルの原因となるリークで減らす必要がある |

リーク量増加
・換気量低下　・患者との非同調　・換気効率低下　・酸素化増悪
リーク量増加で漏れを補うため空気量の増加
・鼻口の乾燥　・不快感

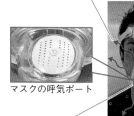

マスクの呼気ポート

| 意図的リーク | 必ずある必要なリーク |

NPPV回路に必ずある呼気の出口＝呼気ポートからのリーク
・ポートは，回路内あるいはマスクのどちらかに呼気ポートが備えられている
・呼気を回路外へ出して再呼吸（患者が吐いた呼気を再度吸い込むこと）を防止
・換気量などの算出やトリガーの検出に使用される

リークの種類と表示について

　NPPVを用いる場合，必ずリークが存在します．リークには，必要なリークと不必要なリークがあります（**図3**）．

● 必要なリーク：インテンショナルリーク（intentional leak 意図的なリーク）

　→呼気を回路の外へ出す出口（穴）からのリーク

● 不必要なリーク：アンインテンショナルリーク（unintentional leak 非意図的なリーク）

　→皮膚とマスクのあいだからのリーク

　また，NPPVのリーク表示には以下の2通りあります．

● ペイシェントリーク（＝アンインテンショナルリーク）

　→マスク周辺などからのリーク（アンインテンショナルとほぼ同義語）．

● トータルリーク（すべてのリーク）

　→インテンショナルとアンインテンショナルをまとめて表示

　送気する量（圧力）が増えると，そのぶんリーク量も増えます．リークの特性を理解して，リーク量を評価します．リーク量の目安は**表3**となります．

マスクフィッテング

　マスクの装着手順を以下に示します（**図4**）．

表3　リーク量のめやす

①ペイシェントリークの場合：20L/min以下
　ペイシェントリーク
　＝アンインテンショナルリーク（非意図的リーク）

②トータルリークの場合：40〜50L/min以下
　トータルリーク
　＝アンインテンショナルリーク＋インテンショナルリーク
　　（非意図的リーク）　　　　　　（意図的リーク）

①マスク装着部内側のサイズを表すチェッカーを使用すると簡単にサイズを選択できます．チェッカーがない場合のマスクサイズの選択は以下となります．

・フルフェイスマスク：マスク装着部内側が鼻根部と下唇部を覆い内眼角にかからないサイズ

・鼻マスク：マスク装着部内側が鼻根部と鼻孔を覆い内眼角にかからないサイズ

②マスクサクションから両口角がはみ出していないか確認します．その際，患者に「イー」と開口してもらい確認します．

③マスクは下顎から当て，マスクのフレームは下唇と下顎のあいだに当てるようにします．

＊マスクのヘッドギアはすぐに固定せず，医療者が5分程度マスクを手で保持します．患者の受け入れ状況などを確認しながらヘッドギアで固定します．

④正面から見てマスクが中央にあるか確認します．後面も同様に確認します．

⑤正面から見て，左右対称であるか確認します．ストラップの長さが同じになるよう両端を合わせます．固定の際，左右のストラップは同時に固定します．

＊個別に固定するとマスク位置やテンションに差が生じてしまうためです．

⑥上下のヘッドギアは水平に固定します．ヘッドギアの後頭部分は首にかかるまで深くかぶります．側面および後面から見て確認します．

⑦ヘッドギアのストラップは指が1〜2本入る程度にゆるみを持たせます．強く締め付けすぎると皮膚障害の原因となります．

NPPV実施中の注意点

合併症予防とケア

　NPPV装着中の合併症には，マスクによる皮膚トラブルや不快感，リークなどがあります．

図4 フルフェイスマスク（口鼻マスク）の装着手順

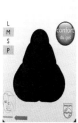 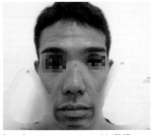

①チェッカーで患者に合ったマスクサイズを選択

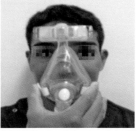

②軽く開口して唇のはみ出しがないか確認

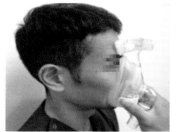

③マスクは下顎から当てる．マスクの
　フレームは下唇と下顎の間に当てる

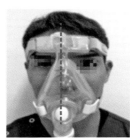

④マスクを顔の中央で当てる．正面・後面ともに左右対称に
　くるようにする

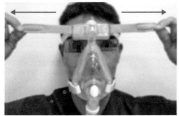 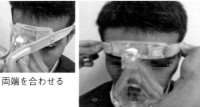

両端を合わせる

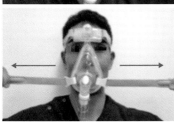 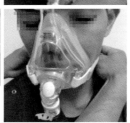

両端を合わせる

⑤ストラップを左右対称します．→ストラップの両端を合わせて→左右同時に固定する．下顎のストラップも同様に固定する．

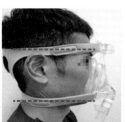 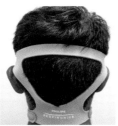

⑥上下のヘッドギアは水平に固定．後頭部分は首にかかるまで深くかぶる

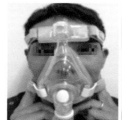 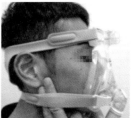

⑦ヘッドギアのストラップは指が1～2本入る程度で調整する

図5　皮膚トラブルの好発部位と予防・ケア

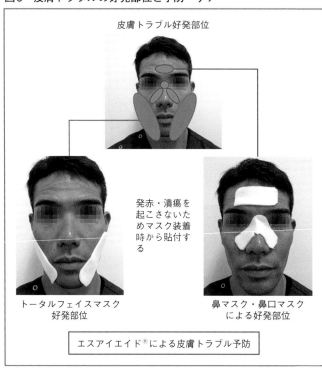

皮膚トラブル好発部位

発赤・潰瘍を起こさないためマスク装着時から貼付する

トータルフェイスマスク好発部位

鼻マスク・鼻口マスクによる好発部位

エスアイエイド®による皮膚トラブル予防

皮膚トラブル予防のケア

定期的にマスクフィッティングの状態を確認する

洗顔や保湿を心がけ清潔に保つ

皮膚接触部は汚染しやすいので毎日吹き上げて乾燥させる

マスクの種類別に皮膚トラブルの好発部位を理解する

予防的に創傷被覆材を使用する

図6　創傷被覆材

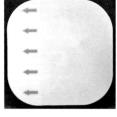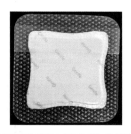

エスアイエイド®
（創傷用シリコーンゲルドレッシング）

特徴
・貼付が簡便
・シリコン素材で繰り返し使用が可能
・皮膚の観察が容易
・発赤予防として使用

デュオアクティブ®ET
（半透明のハイドロコロイドドレッシング）

特徴
・単回使用
・粘着性がある
・創の保護
・湿潤環境の維持
・治癒の促進
・皮膚の観察がしにくい

ハイドロジェントルエイド®
（親水性ポリウレタンフォームドレッシング）

特徴
・貼付が簡便
・単回使用
・高い給水力
・治癒の促進
・皮膚の観察がしにくい

①皮膚トラブル

　NPPV装着中の合併症の多くはマスク関連による皮膚トラブル（発赤，びらん，潰瘍，疼痛など）です（**図5**）．これらは，過剰な締め付けやマスクによる摩擦やズレによって起こります．

　皮膚トラブル予防のために一般的に行われるケアは，皮膚保護の目的で行う創傷被覆材（**図6**）の貼付です．その上からマスクを装着することで皮膚トラブルを予防

表4　呼吸不全の病態と一般的な設定

	I型呼吸不全	II型呼吸不全
動脈血ガス所見	PaO_2＜60Torr $PaCO_2$＜45Torr	PaO_2＜60Torr $PaCO_2$＞45Torr
病態生理	拡散能障害，シャント，換気血流比不均衡	肺胞低換気
病態の特徴	低酸素血症	換気不全
主に用いられるモード	CPAPモード	S/Tモード
一般的な初期設定	CPAP：4〜10cmH$_2$O ・FiO$_2$：1.0より開始 頻呼吸・呼吸筋疲労がある場合 ・S/Tモード	S/Tモード ・EPAP：4〜5cmH$_2$O/IPAP：8〜15cmH$_2$O ・PS：4〜5cmH$_2$O　　・Rate：8〜10/min ・I-Time：1.2〜1.5秒　・FiO$_2$：SpO$_2$＞90％目標

します．マスク装着時から皮膚トラブルを意識し，予防的介入を行うことが必要です．

②不快感

マスクによる不快感は非常に多く，とくに導入時に強く見られます．不快感の対処方法は以下となります．
・マスクのサイズ，固定方法，種類について検討する
・可能であれば適宜マスクを外し，休憩を入れてストレス軽減を図る
・不快感が強ければ，医師と鎮静薬使用を検討する

③リーク

空気の漏れ自体が不快感の原因となります．たとえば，「眼が乾く，眼が痛い」などの訴えは，マスク上部（目側）からのリークが考えられます．また，訴えがなくても，前髪が揺れている，眉毛が加湿で湿っている，結膜の充血がみられる場合も目側のリークを疑います．

目側のリークは，ヘッドギアストラップのゆるみ，下顎側ストラップの固定の強さ，時間経過に伴うマスクのズレなどで起こります．目の乾燥は角膜損傷を招いてしまうため迅速な対応が必要です．対処方法は以下となります．
・下顎側のストラップをゆるめる
・改善しなければ下顎側のストラップを外し，マスクを上方に持ち上げる
・再フィッティングを行う
・上方からのリークの消失を確認する

基本的な設定の理解

1 疾患・病態生理の理解と設定方法（導入時）

一般に呼吸不全には，以下の2種類があります．医師

はこれらの疾患・病態生理をふまえNPPV導入・設定の指示を出します．それぞれで設定方法が異なりますので，呼吸不全の病態は十分に理解をしておく必要があります（表4）．

①I型呼吸不全（CO$_2$貯留を伴わない）

低酸素血症が主体となります．病態生理では，拡散能障害，シャント，換気血流比不均衡があります．PEEPによる病態の改善や呼吸仕事量の軽減を図るためNPPVを導入します．

②II型呼吸不全（CO$_2$貯留を伴う）

肺胞低換気が主となります．有効肺胞換気量の減少はCO$_2$貯留を招きます．そのため，換気量を増加させるためにS/Tモードで圧補助を行います．

2 導入後の問題点と対処方法

NPPV導入後は，設定について評価を行います．一般的なNPPV換気条件の設定値を調整する方法を示します（表5）．それぞれの問題に対して，設定を変更し病状の安定を図ります．

NPPV患者の観察と確認（図7）

NPPV実施時は，患者の状態観察とNPPVの作動状況の確認を行います．

1 患者の観察

NPPV実施中は，呼吸状態と合わせて循環抑制・血圧低下など循環系への影響にも注意します．

陽圧換気で胸腔内圧が上昇すると中心静脈圧も上昇します．その結果，中心静脈圧と末梢静脈圧との差が小

表5　病状安定のための設定変更

問題	対処方法
PaO_2を上げたい	FiO_2を上げる，EPAPを上げる，CPAPを上げる
$PaCO_2$を下げたい	IPAPを上げる，PS（IPAP－EPAP）を上げる
一回換気量が少ない	IPAPを上げる，PS（IPAP－EPAP）を上げる
頻呼吸を改善したい	一回換気量が少ない場合 ・IPAPを上げる，PS（IPAP－EPAP）を上げる 十分な一回換気量の場合 ・EPAPを上げる，CPAPを上げる
風（圧）が強い	IPAPを下げる，PS（IPAP－EPAP）を下げる Rise Time設定を遅くする
同調が悪い	マスクフィッティングの確認，マスクの種類を変更

図7　NPPV患者を受け持ったときの観察と確認

① 患者の観察

1. バイタルサイン　血圧，心拍数，SpO_2，呼吸回数，胸郭の動き，呼吸パターン，呼吸音，努力呼吸，呼吸困難感，呼吸器との同調性，補助呼吸筋群の緊張，意識レベル，表情，不整脈の有無，冷汗，末梢冷感，チアノーゼの有無，浮腫の有無，尿量など

2. 動脈血ガス所見　pH，PaO_2，$PaCO_2$，P/F比

3. マスク関連　リーク，フィッティング，皮膚の損傷

4. その他　腹部膨満感，排痰状況，水分出納，栄養状態，睡眠状況など

NPPV患者を受け持った時の観察ポイント／本体と回路・周辺環境の確認

② 人工呼吸器本体の確認
□設定は医師の指示通りなっているか
　・FiO_2，IPAP，EPAP，CPAPなど
□アラーム設定は適切か
　・患者の状態（実測値）に応じた設定
□異臭，異常音などの有無

③ 実測値の確認
□一回換気量・分時換気量低下はないか
□リーク量は許容範囲内（60L/分）か

④ 回路の確認
□回路のリーク（漏れ），ゆるみ，ねじれ，破損
□回路の接続間違いの有無

⑦ 非常用電源
□非常用コンセントに接続されているか
　（人工呼吸器本体・加温加湿器）
□コンセントはロックされているか
□破損や亀裂の有無

⑤ 加温加湿器装置の確認
□電源は入っているか
□設定温度は適切か
□加温加湿の各ケーブルは接続されているか
□滅菌蒸留水の水位は適量であるか
□チャンバーは，きちんと加温加湿器台に設置できているか

⑥ 酸素配管
□ジャクソンリース，バックバルブマスクが機器の側に設置してあるか
□Y字管，酸素流量計が設置されているか

⑧ 酸素配管
□確実に配管に接続されているか
□亀裂や破損の有無

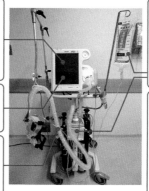
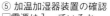

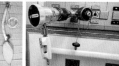
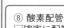
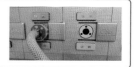

さくなり静脈還流が減少します．これは，うっ血性心不全などの場合には，心負荷軽減など好ましい方向に働きます．しかし，血管内脱水などでは，静脈還流減少で心拍出量減少を招き血圧低下をきたします．陽圧換気による循環抑制とはこの場合のことをさします．

そのほかのバイタルサインや動脈血ガス所見，マスク関連についても観察を行います．

2 NPPV設定・呼吸回路などの確認

設定を確認する際には，換気モードや酸素濃度など

換気設定やアラーム設定が医師の指示どおりか確認します．また，作動音の異常や異臭なども確認します．

①実測値の確認

一回換気量や分時換気量，リーク量などの確認を行います．その際，実測値(モニタ)のみを確認するのではなく，患者の状態も合わせて確認します．

②回路の確認

回路からのリークやゆるみ，ねじれ，破損など確認します．リーク量が多い場合には，回路やマスク，接続部からのリークを確認します．

③加温加湿の確認

加温加湿器の各ケーブル類がきちんと接続されているか確認します．また，適切な温度・湿度となっているか評価します．NPPVの場合，マスクが少し曇るくらいの加温加湿が目安となります．

乾燥した状態が続くと，気道粘膜線毛運動低下による分泌物排出機能低下や感染のリスクが高まります．

④緊急時に使用する物品

ジャクソンリースやバッグバルブマスク，Y字管・酸素流量計の設置を確認します．機器トラブルなどの緊急時に備え，すぐに用手蘇生具が使用できるよう用意します．

⑤非常用電源

NPPVは生命維持装置です．そのため，コンセントが非常用電源(瞬時特別非常電源)へ接続されているか確認します．その際，コンセントがロックされているかも確認します．

⑥酸素配管への接続

酸素配管へ確実に接続されているか確認します．また，接続部や耐圧部からの漏れや亀裂・破損の有無も確認します．

NPPV トラブルシューティング
―よくある実践対応スキル

那覇市立病院 集中ケア認定看護師　普天間 誠

よくあるその1
頬周囲から大量リーク（アンインテンショナルリーク）がある．どのように対処する？

高齢者で義歯を外した患者や痩せている患者の場合，頬周囲から大量のリークが発生することがあります．その場合，ストラップの締めすぎはよくありません．皮膚トラブルや不快感が強くなりNPPV継続が困難となる可能性があるためです．では，どのように対処すべきでしょうか？

1 頬の皮膚を寄せる

頬後部の皮膚を前へ寄せるようにベルトを固定する

と，リークを減らすことができます．たとえば，ストラップの下にタオルやガーゼを挟み込む方法などです．また，胃管留置による頬周囲からのリークでは創傷被覆材（エスアイエイド®など）貼付して対応します（図1）．

2 マスクの種類を変更する

マスクを変更することで，頬の痩せている部分をカバーできる場合があります．たとえば，フルフェイスマスク（鼻口）で大量リークを認めた場合，トータルフェイスマスクへの変更を検討します．

3 マスクのサイズを変更する

ワンサイズ小さくすることでフィットさせることができる場合があります．たとえば，Lサイズのフルフェ

図1　頬からのリーク対処法

タオルを入れる	エスアイエイド®貼付

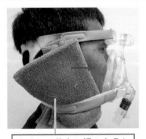
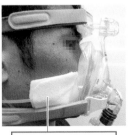

タオルで後方の頬の皮膚を前に寄せる

胃管チューブにエスアイエイド®貼付

表1　不快の原因と対応

患者の訴え	不快の原因	対応
息が吸えない	換気量が少ない	IPAPを上げる(PSを上げる)
	ライズタイムが長い	ライズタイムを短くする
息が吐きにくい	EPAPが高い	EPAPを下げる
マスクが苦しい	マスクフィッティングが悪い	マスクの再フィッティング
		マスク種類の変更
口が乾く	加湿不足	加温加湿器の設定温度調整
	リーク量が多い	リークの原因を確認し解消する
	乾燥している	口腔ケアの実施
		飲水・吻合の実施
		口腔内へ保湿剤塗布
空気の入ってくる圧が強い	IPAPが高い	IPAPを下げる
	ライズタイムが短い	ライズタイムを長くする
空気がすぐに入ってこない	ライズタイムが長い	ライズタイムを短くする

イスマスク(鼻口)で頬周囲からのリークを認めた場合，Mサイズマスクへの変更を検討します．

よくあるその2
患者がいつの間にかNPPVマスクを外してしまう．

1 マスクを外す理由について確認する

患者がマスクを外す不快な理由を確認します．不快感が減り快適なNPPV治療になるとマスクを外す行為が減るためです．外す理由には，機器との同調性が悪い場合やマスクの不快感などがあります．それらを，1つひとつ確認し対処していきます(**表1**)．

また，NPPVの必要性について理解しているか確認し，NPPVの効果を実感できるよう説明を繰り返していくことも重要です．

2 NPPV離脱の検討

患者がマスクを外すときには，すでに急性期を脱しNPPVが必要ではない場合があります．そのため，NPPVが必要か評価をします．たとえば，すぐに離脱が困難な場合には，日中は酸素療法を行い夜間のみNPPV使用などを検討します．徐々に，NPPVを使用する時間を減らし離脱に向けて評価を行います．

一方，NPPVが必要にもかかわらずマスクを外す場合がありますが，その原因にせん妄や不穏で起こるケースがあります．せん妄や不穏の原因には，前駆症状として不眠を認めることがあります．そのため，不眠を予防し対処することも必要です．

表2　観察のポイント

◆問診
　腹部の張りがないか確認
◆視診
　上腹部の膨隆の確認
◆聴診
　腹部の聴診で腸の蠕動運動確認
◆打診
　腹部打診によるガスの貯留(鼓音)確認

不眠の対処方法には，睡眠環境の整備と薬剤使用の2つがあります．まず，照明や音の調整，日中の活動性の維持といった睡眠環境の整備をします．それでも不十分な場合には，医師と相談し呼吸抑制の少ない鎮静薬や睡眠導入薬など薬剤使用の検討を行います．

よくあるその3
呑気による腹部膨満はどのように対応する？

NPPVの合併症に，腹部膨満感があります．これは，気道と食道の分離ができていないため空気嚥下から起こります．

1 観察ポイント

NPPV導入後は，患者へ腹部の張りはないか確認します．腹部膨満を訴える場合には，腹部の聴診(腸の蠕動運動確認)，上腹部の膨隆などを確認します．さらに，打診によるガス貯留についても確認します(**表2**)．必要であれば，ガスの貯留程度またはイレウスなどの診断目

的で腹部の画像検査(X線やCT)を実施します.

② 腹部膨満への対応

腹部膨満が問題となる場合,NPPVの吸気圧を下げるか検討します.吸気圧を下げることで,胃へ空気嚥下を減らすためです.また,経鼻胃管によるドレナージや消化管内ガス駆除剤の投与などを検討します.

よくあるその4
NPPV時の口腔ケア方法とは?

NPPV中の口腔ケアは,2人ですばやく行う

NPPV中は,加湿不良や吸気流量の増加などにより口腔内乾燥をきたすことがあります.口腔内の乾燥は,病原微生物への防御機構や分泌物排除が低下し気道感染などを引き起こします.そのため,口腔内細菌を減らすため1日1回はブラッシングと洗浄・回収,保湿剤塗布を行います.

しかし,NPPVの中断がむずかしい患者もいます.その場合の口腔ケアは,NPPVがすぐに再開できるよう手元にマスクを置き2人の介助ですばやく行います.口腔ケアの手順は,**図2**となります.う歯や歯肉炎などを認める場合には,歯科医師や歯科衛生士といった専門家への依頼を検討します.

図2 口腔ケアの手順

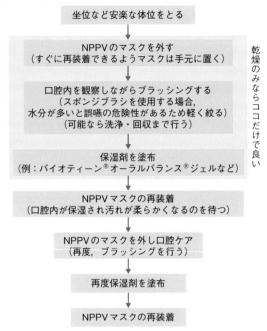

引用・参考文献
1)日本呼吸器学会NPPVガイドライン作成委員会編:NPPV(非侵襲的陽圧換気療法)ガイドライン(改訂第2版).南江堂,2015.
2)濱本実也編:誰でもわかるNPPV.照林社,2014.
3)長谷川隆一:呼吸器系障害の治療・ケア.クリティカルケア実践の根拠(道又元裕,長谷川隆一,濱本実也ほか編).照林社,p.63-65,2012.
4)石原英樹,竹川幸恵編著:NPPVまるごとブック.呼吸器ケア2014冬季増刊.メディカ出版,2014.
5)丸川征四郎編:Q&Aで学ぶ実践!NPPV 急性期から,在宅ケアまで.救急・集中治療,18(9・10),2006.

第3章

気道や呼吸のトラブルを防ぐ！

呼吸の見かたと
5つの場面・5つのスキル

序論　呼吸管理の基本

「気道・呼吸」は
どう評価する？〜基本のキ〜

東京慈恵会医科大学 救急医学講座 主任教授　武田 聡

病棟急変は気道や呼吸のトラブルによることも多いです．病棟での気道や呼吸のトラブルから急変を起こさないためには，どのようなことに気をつけたらよいのでしょうか？

今回は呼吸管理のポイントについて，気道(A：Airway)と呼吸(B：Breathing)について学びます．

気道や呼吸の評価といわれると，バイタルサインに頼る方も多いのではないでしょうか．もちろんバイタルサインの確認は必要ですが，経皮的動脈血酸素飽和度(SpO$_2$)や，特に呼気終末二酸化炭素濃度(EtCO$_2$)はいつでも計れるわけではなく，いちばん大切なのは，五感による診察です．呼吸数はもちろん，問診時の発語，呼吸音，努力呼吸の有無，胸郭の動きなどから，まずは評価を行うべきです．

気道(A: Airway)の評価

1 患者の発語の評価

気道の評価をするうえで最初にすべきことは，患者の発語を確認することです．患者が声を出せるときは，気道は開通していると評価できます．このまま次の呼吸の評価に移行します．

2 発語がない場合は

患者の発語がない場合，もし意識があるときは，窒息した直後の可能性があります．物を詰まらせたのかを確認して，ただちに気道異物除去の対応を始めるべきです．

患者の発語がなく，さらに意識もない場合は，呼吸の有無を確認します．もし胸や腹に上下の動きが確認できれば，気道は開通していると判断できます．

3 患者の呼吸音にも注意

呼吸時に呼吸に伴う異常な音がする場合は，気道の狭窄や閉塞の可能性があります．

呼気時に連続音(ヒュー音)を聴取する場合は，ウィーズ(wheeze)とよばれ下気道(末梢気管支)の狭窄を疑い，気管支喘息を疑います．吸気時に連続音(ヒュー音)を聴取する場合は，ストライダー(stridor)とよばれ，上気道の狭窄や閉塞を疑い，気道(A)に問題がある可能性が高く，すぐに対応が必要です．

舌根沈下による気道閉塞の場合にも，吸気時にいびき音を聴取します．この場合も気道閉塞を考えます．

4 呼吸の有無がわからない場合には

患者の発語がなく，さらに意識もなく，さらに呼吸もない場合，もしくは呼吸の有無がよくわからない場合，呼吸停止心停止としてただちに心肺蘇生法を開始します．

最近話題になっている「死戦期呼吸」とは，ゆっくりしたしゃくりあげるような動きで，以前は「下顎呼吸」ともよばれ下顎だけがゆっくりと動くような動きがみられることもあり，ふつうの正常な呼吸ではありません．ふつうではない正常ではない「死戦期呼吸」を見つけたときは，「呼吸なし」と判断して，ただちに心肺蘇生法を開始します．

5 より確実な気道の評価はEtCO$_2$

呼気終末二酸化炭素濃度(EtCO$_2$)は，患者の呼気に排出させる二酸化炭素をカプノグラムで測定するものであり，より客観的で確実な気道や呼吸の評価を行うことができます．EtCO$_2$の基準値は35〜45mmHgです．

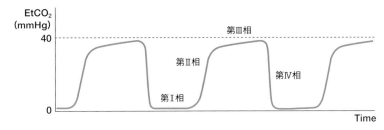

図1　正常なEtCO₂カプノグラム波形

第Ⅲ相
第Ⅱ相
第Ⅳ相
第Ⅰ相

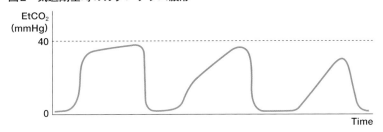

図2　気道閉塞時のカプノグラム波形

EtCO₂を評価するときは，EtCO₂の経時的な変化を曲線で表したカプノグラム波形が非常に重要です．正常なカプノグラム波形は4相から構成され，長方形の波形を示すのが正常です（**図1**）．気道閉塞が起こると，カプノグラムの第Ⅱ相の開始が遅れたり，第Ⅲ相の傾きがなだらかになり，「サメの背びれ（Shark Fin）型」とよばれる三角形の尖った波形になります（**図2**）．このような波形をみたときには，気道閉塞をただちに疑い対処が必要です．

呼吸（B: Breathing）の評価

1 SpO₂に頼るのは危険な場合も

呼吸の評価をするときには，とかくパルスオキシメータによる経皮的動脈血酸素飽和度（SpO₂）に頼りがちです．しかしいつどこでもSpO₂が測定できるパルスオキシメータを持参している訳でもなく，またSpO₂に頼るのは危険な場合があります．

酸素化が十分にされている場合には，SpO₂は100％を示します．このとき，動脈血で血液ガス分析を行うと，血液から測定したPaO₂（動脈血酸素分圧）は，非常に高値を示しています．この状態で自発呼吸が止まり呼吸数がゼロになっても，SpO₂はすぐには低下しません．十分な酸素化が行われていると，自発呼吸が止まってからSpO₂が低下するまでに5分以上かかることもあります（**図3**）．SpO₂には頼らずに，しっかりと呼吸数を確認することが重要です．

2 呼吸数の評価は基本中の基本

皆さんは，日常診療で患者の呼吸数を測定しているでしょうか．心電図モニターのための3極心電図をつけると，モニター画面に呼吸数が掲示されますが，すべての患者に心電図モニターが装着されているわけではなく，しっかりと自分で「呼吸数を測る！ 呼吸数を感じる！！」ことが最も重要です．

①呼吸数の測定

呼吸数は胸やおなかの上下を観察して測定します．肩や胸やおなかに手を当てて，呼吸を確認するのも1つの方法です．

1分間あたりの呼吸数は，15秒測定して4倍にしたり，20秒測定して3倍にしたり，30秒測定して2倍にしたりしますが，瞬間的に呼吸数を測り感じるためには，1回あたりの呼吸の間隔を測り感じます．

2秒に1回の呼吸をしていれば呼吸数は30回/分，3秒に1回の呼吸をしていれば呼吸数は20回/分，4秒に1回の呼吸をしていれば呼吸数は15回/分，5秒に1回の呼吸をしていれば呼吸数は12回/分，6秒に1回の呼吸をしていれば呼吸数は10回/分，です．通常呼吸数の基準値は12〜20回/分といわれていますが，5秒に1回の呼吸以上，3秒に1回の呼吸以下，であれば基準値です．

②トリアージにも有用な呼吸数

また災害時に使用されるSTART法というトリアージ方法では，呼吸数10〜30回/分を基準として，トリアージ区分が赤か黄色かを判断しており，6秒に1回の呼吸以

図3　SpO₂の曲線

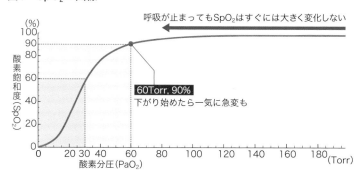

呼吸が止まってもSpO₂はすぐには大きく変化しない

60Torr, 90%
下がり始めたら一気に急変も

PaO₂=150Torr付近でSpO₂=100％に到達し，その後PaO₂がいくら上昇してもSpO₂は100％となる.

写真1　経鼻でのEtCO₂測定

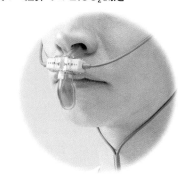

写真提供：日本光電工業

下，2秒に1回の呼吸以上，でトリアージ区分が赤で危険な状態と判断できます.

③急変予知予防に最も敏感なのが呼吸数

呼吸数を測定することは非常に重要であり，患者の状況を判断するうえで必要不可欠です. また呼吸数であれば，パルスオキシメータがない状況でもある程度の呼吸状態の評価が可能です.

患者急変の予知予防に最も敏感で重要なバイタルサインは呼吸数であるともいわれており，日頃から呼吸数をしっかりと測定するようにしましょう.

3 そのほかの呼吸状態の評価方法

ふだんわれわれは呼吸をしているかどうか一見わからないように，ふつうに静かに呼吸をしています. しかし呼吸困難がある場合は，肩を上下させたり，首の筋肉を使用したりして，呼吸補助筋を使用した「努力呼吸」をすることが多いです.

この「努力呼吸」は呼吸状態が悪いことを示します. 患者をみたときに呼吸補助筋を使用した「努力呼吸」をしていたら，ただちに報告や対処が必要です.

4 それでもSpO₂は簡便な呼吸状態の評価方法

パルスオキシメータで指先などで測定するSpO₂は，動脈血中のヘモグロビンの酸素化の割合を示します. SpO₂を測定することで，PaO₂（動脈血酸素分圧）を推定することが可能で，SpO₂が90％を切ると，PaO₂は60mmHg以下であることが知られています.

ここまで呼吸数の測定が重要であると述べましたが，そうは言ってもSpO₂は非常に簡便な呼吸状態の評価方法です. 前述の注意点をしっかりと理解したうえで，有

効に活用してください.

図3のとおり，SpO₂は低下が始まると一気に急変する可能性が高まります. SpO₂が94％を切ると，その後一気にSpO₂が90％も切る可能性があり，下がり始めたときには早急な対応が必要です.

5 EtCO₂はもちろん呼吸の評価にも有用

EtCO₂は，もちろん呼吸状態の評価にも使用できます. 肺塞栓症やショックなどの重篤な患者では肺循環が障害されるため，二酸化炭素の排出が障害され，動脈血液ガスで測定した動脈血二酸化炭素分圧に比較して，呼気終末の二酸化炭素濃度（EtCO₂）は低下します.

これまではEtCO₂測定というと，気管挿管された麻酔管理中や集中治療管理中の患者に使用されてきましたが，最近は気管挿管していなくても，鼻に装着する（経鼻）だけでEtCO₂測定が可能となっています（**写真1**）. 救急部に来院された意識障害があり舌根沈下を含む気道閉塞を起こす可能性がある患者や，薬物中毒等で呼吸抑制の可能性がある患者のモニタリングではもちろん，内視鏡検査治療や同期下カルディオバージョン（電気ショック）などの鎮静薬を使用した手技を行うときのモニタリングにも，ぜひ経鼻のEtCO₂を測定して，気道の状態，呼吸の状態について，より客観的な評価を加えてください.

＊

本章では，気道のトラブル，呼吸のトラブルにフォーカスを当て，看護師が遭遇する5つの具体的な場面において，その判断や対応について具体的な解説をしています. ぜひ参考にして，気道や呼吸のトラブルを防いでください.

1 気道異物による気道閉塞

東京慈恵会医科大学 救急医学講座 助教 **佐藤浩之**

- 気道異物は早期に除去できれば死亡率を軽減できる可能性が高い病態であり，窒息解除方法を迅速に実践する必要がある

- 咳ができない場合は，成人や1歳以上の小児では腹部突き上げ（胸部突き上げ）・背部叩打を組み合わせて繰り返し行う

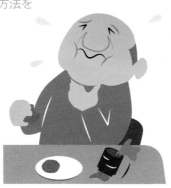

- 窒息により反応がなくなった場合は，ただちに胸骨圧迫からCPRを開始する

- 窒息の原因物質は食物が多いため，食事の際には窒息予防を留意する

3 呼吸の見かた

そもそも「気道閉塞」とは？

空気の通路になる鼻（鼻腔），口（口腔），のど（咽頭・喉頭）および気管を，気道と総称します（**図1**）[1]．食べ物または異物により気道が閉塞することを気道閉塞といい，気道が閉塞して呼吸ができず，酸素不足になった状態（低酸素症）が窒息です[1]．

窒息は空気の通路であると同時に，食物の通路である咽頭に食物などが詰まり（閉塞して）酸素不足となる咽頭閉塞型窒息と，食物等が喉頭内に入り声帯を塞ぐことで気道を閉塞させ酸素不足となる喉頭閉塞型窒息があります[1]．

窒息後3～4分で顔色が青紫色などに変色（チアノーゼ）し，5～6分程度で呼吸が止まって意識を失います．そして心臓が止まり，大脳が障害され，15分を過ぎる

と脳死に至ります．

119番通報を受けてから救急車が現場に到着するまでに要する時間は，平均8.6分とされています[2]．救急隊が到着するまでの間，現場にいる人が何もせずに傍観していたと仮定すると，8.6分の間に呼吸停止，心停止に至るおそれがあります．

このように気道閉塞が起こると短時間で重篤化するため，迅速な処置が必要です．成人に比べて乳幼児は酸素不足に対する耐性が低いため，低酸素症が重篤化しやすいです（**図2**）[1]．

気道異物は早期に除去できれば死亡率を軽減できる可能性が高い病態であり，市民への具体的な予防策の啓発と発症時の効果的対応の教育，そして救急システムとの迅速な連携がきわめて重要です[3]．ことさら医療従事

図1　窒息に関連する気管（左）と相互の関連を示す模式図（右）

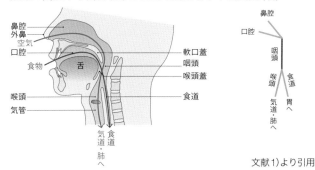

文献1）より引用

図2　窒息事故後の経過と救命処置

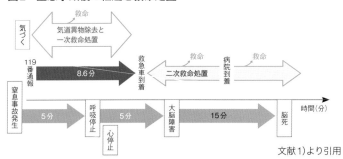

文献1）より引用

者はいつ生じるともしれない気道閉塞に対し，その認識と一次救命処置である窒息の解除方法を迅速に実践して不慮の窒息死から患者の生命を守れるよう，各種講習会に参加して技術を身につけておくべきです．

気道異物による窒息を疑った場合は，ただちに大声で助けをよび[3]，人的応援，AEDまたは除細動器，気道管理資機材などを依頼します．

1 反応がある場合

声が出るか強い咳をしているときは，それを続けるように促します．乳児では液状物による窒息が多いため，側臥位にするとよいでしょう[3]．

声が出ないか強い咳ができない，あるいは当初は咳をしていてもできなくなった場合は，成人や1歳以上の小児では腹部突き上げ・胸部突き上げ・背部叩打を組み合わせて繰り返し行い，乳児では頭部を下げて背部叩打と胸部突き上げを組み合わせて繰り返します[3]．乳児では，液体による閉塞が多いことから頭部を下げて行う

のは理にかなっています[4]．

気道異物除去法は2つ以上の手技が必要になるかもしれませんが，どれを最初に行うべきかを決定する十分なエビデンスはありません．これら一連の手技は，閉塞が解除されるまですばやく反復的に実施すべきです[4]．

なお，2006年以降，腹部突き上げ（ハイムリック）法が必ずしも最善の応急処置法ではなく，背部叩打法も同様に有効な手段になりうる考え方が世界的に受け入れられました．現在では米国赤十字社の応急処置法，ヨーロッパ蘇生協議会のガイドラインなどは，背部叩打法を5回行った後，腹部突き上げ法を5回行う「ファイブ・アンド・ファイブ」を繰り返すよう推奨されています．

①背部叩打法[3]

立位または坐位の患者では，患者の後方から手のひらの基部（手掌基部）で左右の肩甲骨の中間あたりを力強く連続して叩きます（図3）[5]．

②腹部突き上げ法[3]

以前，Heimlich maneuver（ハイムリック法）と呼称された方法です．救助者は患者の後ろに回り，ウエスト付近に手を回し，一方の手で臍の位置を確認し，もう一方の手

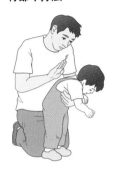

図3　背部叩打法

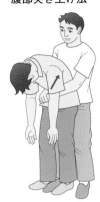

図4　腹部突き上げ法

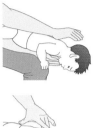
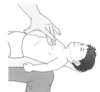

図5　乳児の気道異物除去

で握りこぶしを作って母指側を患者の臍の上方で剣状突起より十分下方に当てます．臍を確認した手で握りこぶしを握り，すばやく手前上方に向かって突き上げます（**図4**）.

患者の背部から上腹部の横隔膜を挙上するようにすばやく押し上げる手技で，1〜2回で成功したのは62％，6回目までには95％が気道閉塞の解除に成功したと評価されています[6]．ただし，腹部突き上げによる致死的合併症の報告があるため，たとえ異物除去に成功しても医師の診察が必要です．

なお，日本の指針では，肥満や妊婦の気道異物では腹部突き上げは行わず，背部叩打ないしは胸部突き上げを実施しますが，市民向けの救急蘇生法では胸部突き上げの記載はなく，背部叩打のみ行う[7]よう記載されています．

成人の腹部突き上げ法に関しては，Laerdal社よりチョーキング チャーリーというトレーニングマネキンが販売されています．マネキンの口腔に異物を詰め，正しく腹部突き上げ法が実施できると気道異物が除去される構造となっているので，体験してみるとよいでしょう．

③胸部突き上げ法[3]

胸部突き上げ法は，腹部突き上げ法より高い気道内圧が得られるとの報告があります．患者の背後に回り，胸部に手を回し，腹部突き上げ法と同様に握りこぶしを作り，心肺蘇生（CPR）で行う圧迫の位置で胸骨を垂直に突き上げます．

④乳児の気道異物除去[8]

乳児に対しては，背部叩打と胸部突き上げを，交互に数回行います．背部叩打法では，救助者の片腕に乳児をうつ伏せに乗せ，手のひらで乳児の顔を支え，頭を体

CPR：cardiopulmonary resuscitation，心肺蘇生

よりも低く保ちつつ，もう一方の手掌の基部で背中の中央部を強く叩きます．胸部突き上げ法では，胸骨圧迫と同じ部位を強く圧迫します（**図5**）[9].

乳児に対する腹部突き上げ法は腹部臓器損傷の可能性が高いため，行いません．

② 反応がなくなった場合

いずれの年齢でも，気道異物による窒息により反応がなくなった場合は，ただちに胸骨圧迫からCPRを開始します．まだ応援や必要資機材（とくに喉頭鏡，マギール鉗子や除細動器）が到着していなければ，至急それらを要請します[3].

脈拍の有無にかかわらず胸骨圧迫が必要であるため，脈拍の確認は行いません．30回の胸骨圧迫の後，人工呼吸の際に気道を確保するたびに口の中を覗き，異物が固形物で視認できるときは指でかき出してもよいです．異物が見えない場合はそのまま人工呼吸を実施します．1回目の人工呼吸で胸が上がらなかった場合は，頭部後屈顎先挙上をやり直してから2回目の人工呼吸を実施します．人工呼吸のための努力を2回行ったら，それで胸が上がったか否かにかかわらず次の胸骨圧迫に進みます[3].

症例報告によれば，フィンガースィープ（指による掻き出し）は意識のない成人や1歳以上の小児の気道異物除去に有用でした．しかし，フィンガースィープによって傷病者に害が及んだ，または救助者が指を咬まれたという症例報告がある[4]ので注意が必要です．

可及的すみやかに喉頭鏡を用いて，直視下にマギール鉗子などで異物の除去を試みます[3].

図6　窒息の原因食品

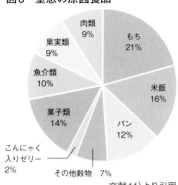

肉類 9%
もち 21%
果実類 9%
米飯 16%
魚介類 10%
パン 12%
菓子類 14%
こんにゃく入りゼリー 2%
その他穀物 7%

文献11）より引用

表1　窒息しない食べ方

・食品の物性の特徴を知る
・安全な食べ方を知る
・一口量を多くしない
・口の奥に押し込まない
・細かく噛みつぶす
・唾液とよく混ぜる
・食べることに集中する
・飲み込んでからおしゃべりする
・食べている途中で急に上を向かない

文献13）を参考に作成

窒息のおそれがあるので，年齢ごとの手の届く範囲を知り，手の届かないところに保管すると，玩具を始めとする窒息事故の予防となります[14]．

窒息の現状と予防策

わが国の気道異物による死亡は，平成7（1995）年から徐々に増え続け[3]，平成18（2006）年には不慮の窒息による死亡数は交通事故による死亡数を上回り，平成28（2016）年の不慮の事故による死亡の原因として不慮の窒息が占める割合は8,879件/年で21.5%（全体の0.7%），不慮の窒息による死亡率は7.1/人口10万対[10]で，1日あたり24.3件の死亡の原因となっています．発生場所別では家庭，月別発生件数では1月，2月，12月の順に，原因物質では食物（図6）[11]，発生区分では高齢者に多いです[3]．

食物に関しては，乳幼児では歯が生えそろっていないこと（乳児の臼歯が生えるのは1歳後半，乳歯が生えそろうのは3歳頃[3]）や，食べる機能の発達期にあり，食べるときに遊んだり，泣いたりすることが窒息のリスクを大きくします[12]．与えられた食べ物が大きくてもそのまま丸呑みをしようとするので，食べ物の種類のよって窒息の危険性が高まります．高齢者は唾液の分泌の減少，歯の喪失などもあることから，咀嚼（噛み砕くこと）や嚥下（飲み込むこと）の食べる機能の低下が主な原因となります[12]．

したがって，年齢にかかわらず食事をする際には，**表1**の点に留意することが，食品を原因とする窒息の予防となります．

小児では，口腔とのどが近いことから，口の中に入れたおもちゃがのどに入りやすく，また飲み込む力や吐き出す力が十分でないため，のどに詰まったおもちゃを吐き出すことができず，誤嚥や窒息を起こす場合があります．小児には「何でも口に入れる」という行動特性があります．小さなおもちゃ（とくに直径や対角線長が6〜20mmの大きさのおもちゃ）は，子どもが口に入れると

引用・参考文献
1) 消費者安全調査委員会:消費者安全法第23条第1項の規定に基づく事故等原因調査報告書　―玩具による乳幼児の気道閉塞事故―消費者庁ホームページ　平成29年11月20日　http://www.caa.go.jp/policies/council/csic/report/report_013/より2020年1月検索
2) 総務省消防庁:平成30年版　救急・救助の現況　I救急編　https://www.fdma.go.jp/publication/rescue/items/kkkg_h30_01_kyukyu.pdfより2020年1月検索
3) 日本救急医療財団心肺蘇生法委員会監:II章成人の救命処置　2気道異物除去．救急蘇生法の指針2015　医療従事者用　改訂第5版．p.35-38，へるす出版，2016.
4) 一般社団法人日本蘇生協議会:JRC蘇生ガイドライン2015．第1章一次救命処置　気道異物．p.33-34，医学書院，2016.
5) 日本医師会:救急蘇生法　気道異物除去法の手順．http://www.med.or.jp/99/kido.htmlより2020年1月検索
6) 千代孝夫:第2章　呼吸器　1窒息時の緊急処置（ハイムリック法）.この一冊で全身攻略!救急での異物除去（千代孝夫編）.p.62-64,羊土社,2016.
7) 日本救急医療財団心肺蘇生法委員会監:V一次救命処置　4気道異物.救急蘇生法の指針　2015　市民用.p.36-39,へるす出版，2016.
8) 日本救急医療財団心肺蘇生法委員会監:III章2小児の一次救命処置　3小児の気道異物除去．救急蘇生法の指針2015　医療従事者用．p.137-138,へるす出版，2016.
9) 日本小児呼吸器学会・日本小児救急医学会監:小児の気道異物事故予防ならびに対応パンフレット2013．http://jspp1969.umin.jp/ind_img/cc03.pdfより2020年1月検索
10) 厚生労働省ホームページ:平成30年人口動態統計月報年数（概数）の概況．http://www.mhlw.go.jp/toukei/saikin/hw/jinkou/geppo/nengai18/index.htmlより2020年1月検索
11) 平成19-20年度厚生労働省科学特別研究事業:食品による窒息事故に関する研究結果等について．http://www.mhlw.go.jp/stf/seisakunitsuite/bunya/kenkou_iryou/shokuhin/kenkoukiki/chissoku/index.htmlより2020年1月検索
12) 公益社団法人日本歯科衛生士会:食品による窒息事故を防ごう!.歯科衛生だより，37:6-7,2017.https://www.jdha.or.jp/pdf/hatookuchi_2017020102.pdfより2020年1月検索
13) 日本歯科医師会:食品による窒息事故を防ごう!https://www.jda.or.jp/jda/business/pdf/chissokushuusei.pdfより2020年1月検索
14) 消費者庁:News Release 小さいおもちゃの誤嚥・窒息事故に注意! 平成29年11月20日　http://www.caa.go.jp/policies/policy/consumer_safety/release/pdf/consumer_safety_release_171120_0001.pdfより2020年1月検索

2 喉頭蓋炎・アナフィラキシーによる喉頭浮腫

東京慈恵会医科大学附属病院 耳鼻咽喉科 助教　**大村和弘**

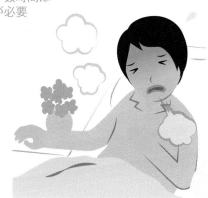

- 院内であれば薬剤でも起きる.
  点滴投与数分〜数時間は
  注意深い観察が必要

- 気道症状が問題なのか,
  循環器症状が問題なのかによって,
  体勢や処置が変わるため,
  判断する必要がある

- 観察のポイントは,
  呼吸様式,
  チアノーゼの有無,
  雑音

- 輪状甲状間膜穿刺・切開は,
  手技を把握し, スムーズに
  機械出しを行えるようにする

3 呼吸の見かた

　外来・病棟の急変の中でも, 短時間での対応を迫られるものの1つに上気道狭窄があります. 異物・アナフィラキシー(食物・造影剤・抗菌薬など)など, 原因はそこまで多くないものの, 数分以内での対応が求められます.

　本稿では, 上気道狭窄の患者に対する緊急時の対応を実際の動きまで詳細にイメージできるようになっていただければという願いを込め執筆しました.

どんなときに起こる?

　アナフィラキシーといえば, 薬剤・食物・虫などですが, 院内であれば薬剤が最多です. 薬剤の種類は何と言っても造影剤と抗菌薬が多いですが, 卵アレルギーや牛乳アレルギーがある場合は, リゾチーム塩酸塩やビフィズス菌製剤などで症状が起きる場合があります.

　点滴で投与されている薬剤に対する反応は, 投与数分から数時間で発症するので, 注意深い観察が必要です.

症状・病態の基本と対策

　症状は, 大きく分けると四つに分かれます.

①皮膚症状:膨疹・潮紅

②気道症状:鼻汁・呼吸苦

③消化器症状:腹痛・下痢・嘔吐

④循環器症状:頻拍・血圧低下

　この中で, 気道症状と循環器症状は, 重篤化すると短時間で生命にかかわる可能性があるので, 迅速な判断と対応が必要とされます.

図1　吸気時に努力がある場合の
　　　頸部所見

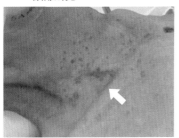

白矢印部分（鎖骨と胸鎖乳突筋で囲まれて
いる部分）が吸気時に陥没している．

図2　呼気時に努力がある場合の
　　　所見

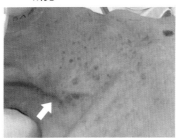

呼気時に同部位が膨らみ，外頸静脈が怒張
している．

図3　口唇と舌に著明な
　　　チアノーゼ

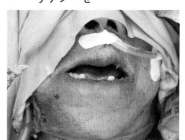

気道症状の場合は，ただちに人手を集め，酸素・モニタ・点滴・気道確保ができる道具（場合によってはDAMカート）を準備します．上気道狭窄がある場合は，坐位になり顎を上げるような体勢を取ることが多いので，本人の楽な体勢がどれか聞くとよいでしょう．

循環器症状の場合は，下肢挙上を行うことが多いので，今患者が循環器症状で問題なのか，気道症状が問題なのかを判断し，体勢を整える必要があります．

アセスメントのポイント

モニタなどがなくても，呼吸状態は目と耳でわかる情報が非常に多いです．見るポイントとしては，呼吸様式（回数・深さ・吸気と呼気の割合・陥没呼吸）・チアノーゼの有無・雑音があります．

▐1▌ 呼吸様式

①回数，深さ

正常の呼吸回数は10〜20回程度ですが，呼吸回数30回を超えるようだと呼吸苦は非常に強いと考えます．

患者と呼吸を同期すると，自分でもその患者の呼吸を感じることができます．

②吸気：呼気の割合

一般的には1：2ですが，吸気時ストライダーがある場合は，息を吸うときだけストローで吸っているような状況になるため，吸気が延長します．また，喘息などの発作があるときは呼気が延長します．

③陥没呼吸

肌が露出している頸部を見ると，胸鎖乳突筋・広背

筋などの大きな筋肉と鎖骨・下顎骨などの硬い骨で囲まれている場所が呼吸に合わせて陥没・膨張します（図1）．喘息や両側反回神経麻痺，声門下狭窄などで，呼気時にも努力呼吸がある場合は，呼気時に同部位や静脈が怒張します（図2）．

▐2▌ チアノーゼ

唇や舌が紫色になります．チアノーゼがある場合はかなり低酸素状態が重篤になっていることを考えます（図3）．

▐3▌ 雑音

雑音はさまざまありますが，大きく分けると，吸気時なのか，呼気時なのかで分かれます．

吸気時に雑音がある場合は，上気道に狭窄が，呼気時に雑音がある場合は，下気道に狭窄があります．双方で雑音がある場合は，両側反回神経麻痺や声門下狭窄などを考えます．

このような身体所見がある患者で，Can not Ventilate, Can not Intubate（挿管も換気もできない）状況になったら，ただちに輪状甲状間膜穿刺または切開を行うこととなります．

穿刺や切開の正しい方法と手技のポイント

▐1▌ 穿刺や切開の正しい方法と手技のポイント

穿刺と切開は，輪状甲状間膜を穿刺するのか切開するのかという違いになります．まずは穿刺の説明をします．

穿刺というと，皮膚の上から穿刺するイメージを持ちがちですが，皮膚の上からだと輪状甲状間膜の位置が

DAM：difficult airway management

表1　輪状甲状間膜穿刺の手技と看護師の機械出しの手順

手順	医師の手技	看護師が渡すもの
1	皮膚を切る	10番メス
2	前頸筋を左右に分ける	鑷子・ペアン・メス
3	輪状甲状間膜を固定	―
4	クイックトラック®を穿刺	クイックトラック®

表2　輪状甲状間膜切開の手技と看護師の機械出しの手順

手順	医師の手技	看護師が渡すもの
1	皮膚を切る	10番メス
2	前頸筋を左右に分ける	鑷子・ペアン・メス
3	輪状甲状間膜を固定	―
4	輪状甲状間膜を切開	10番メス
5	ペアンを挿入	ペアン
6	チューブを挿入	ペアン・チューブ

図4　クイックトラック®
（スミスメディカル・ジャパン）

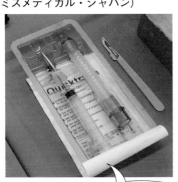

輪状甲状間膜切開キットの中でいちばんシンプルな構造をしている．キットの中にはメスがないため，10番のメスを別途用意する．

図5　輪状甲状間膜穿刺がうまくいかない場合に準備するもの

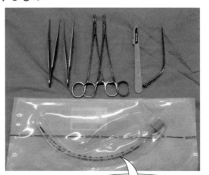

輪状甲状間膜穿刺がうまくいかない場合に，有鉤鑷子，曲がりのペアン，10番メス，金属の吸引管（あればで構わない），内筒が細め（ID5,6程度）の挿管チューブを準備する．カフの有無は問わない．

わかりづらく，クイックトラック®がいくら針の形をしているからといって，あの太さでは皮膚を貫通しません．キットの中にはメスが入ってはいませんが，10番のメスをあらかじめ用意する必要があります（図4，5）．

ここで，輪状甲状間膜穿刺の手技と看護師の機械出しの手順を表1に，輪状甲状間膜切開の手技と看護師の機械出しの手順を表2に示します．

穿刺と比べて切開では，手順4，5，6が加わっただけです．ここで機械出しとして注意しなければならないことは，チューブの固定のしかたと渡し方です（図6〜8）．医師の手技も，写真で説明します（図9）．

2 道具の準備

道具の準備として，穿刺のデバイス（クイックトラック®）だけ準備するのではなく，必ず切開ができる準備も同時にします．なぜならば，穿刺でうまく換気ができな

DAM：difficult airway management

い場合に，必ず切開が必要になるからです．穿刺をすることがゴールではなく，換気をするということがゴールです．

図10のグラフは，十分な酸素化をした成人，小児，肥満の大人の換気をなくした際の酸素飽和度の推移です．健常人の大人は，酸素化を十分することにより，換気停止後8分ほどは酸素飽和度90以上を保っています．一方で，小児や肥満の大人は，十分酸素化をしたとしてもわずか3〜4分ほどで酸素飽和度が90程度にまで下がってしまいます．加えて，呼吸苦を感じ始める酸素飽和度の値を90程度とすると，その時点からの低下の傾きは非常に急であり，換気を再開するまでの時間の猶予は1分ほどです．穿刺ができなかったと判断された段階で，切開の道具を準備したのでは到底間に合わないことがわかります．

日頃から，救急カート以外にも，気道確保困難症例

図6　ペアンでの把持の方法

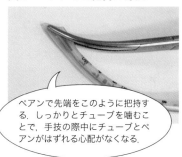

ペアンで先端をこのように把持する．しっかりとチューブを噛むことで，手技の際中にチューブとペアンがはずれる心配がなくなる．

図7　チューブの渡し方（悪い例）

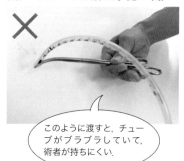

このように渡すと，チューブがブラブラしていて，術者が持ちにくい．

図8　チューブの渡し方（よい例）

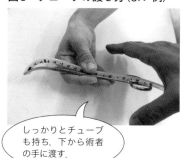

しっかりとチューブも持ち，下から術者の手に渡す．

図9　輪状甲状間膜切開

ステップ1　皮膚切開

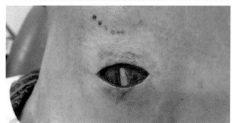

皮膚を切ったところ．

縦に走行している前頸静脈を結紮．

ステップ2　前頸筋を左右に分ける

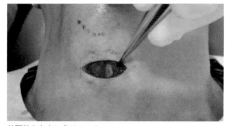

前頸筋を左右に分けている．

ステップ3～5

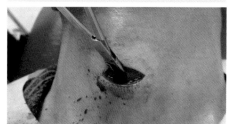

輪状甲状間膜にペアンを挿入し，気道を確保したところ．

ステップ4　メスで切開

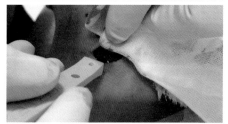

輪状甲状間膜の位置をしっかりと確認し，メスで切開する．

ステップ6　チューブ挿入

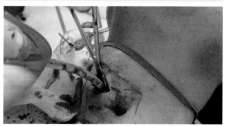

ペアンで気道を確保しながら，チューブを徒手的に入れているところ．

図10　十分な酸素化ののち換気をなくした状態での酸素飽和度の推移

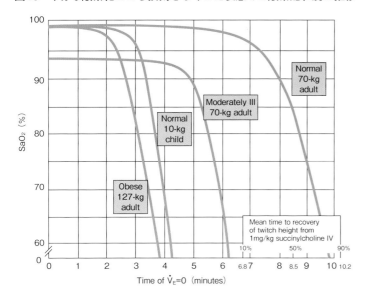

小児や肥満は成人男性のそれと比較し，圧倒的に短時間でDesaturationが起こる．
呼吸苦のある患者は，Saturationで見ると80台後半辺りなので，降下の傾きが非常に急になっていることがわかる．

Walls R, Murphy M：Manual of Emergency Airway Management. p.222, Lippincott (Wolters Kluwer Health). Kindle版を引用，一部改変

の際に必要な道具をまとめてあるDAMカートの整備も重要です．

＊

　本稿では，アナフィラキシーや喉頭蓋炎による上気道狭窄の評価方法や，侵襲的気道確保の際に必要な道具や手技に関して説明しました．

　気道緊急は対応を誤ると数分のうちに低酸素脳症をきたしてしまい，重篤な合併症を患者に与えてしまいます．しかしながら，適切な対応をすることによって全例救える疾患でもあります．

　日頃から気道緊急に対する知識や手技をほかの職員と共有し，いざというときに適切な対応を行い**気道トラブル0**の世界を目指してほしいです．

各論1 気道閉塞 の場面と対応

3 気管チューブの 痰詰まりからの窒息

東京慈恵会医科大学附属病院 ICU 急性・重症患者看護専門看護師　山口庸子

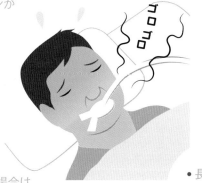

- 最高気道内圧の上昇，一回換気量の減少，$EtCO_2$・$PaCO_2$の上昇，$EtCO_2$波形の変化，シーソー呼吸様の呼吸パターンが見られたときは痰詰まりの可能性がある

- 適切な加湿，効果的な体位ドレナージによって排痰を促し，痰詰まりを予防することが大切である

- 痰詰まりが疑われる場合はまず吸引を行い，チューブの交換の必要性を検討する

- 長期挿管の場合は喉頭浮腫がある可能性があり，チューブ交換の際に注意が必要

どんなときに起こる？

　気管チューブの痰詰まりは，以下の2つの場合に生じることが考えられます．

　①気管支内の分泌物が咳嗽反射や体位ドレナージにより移動し痰がチューブ内に詰まる．とくに，肺炎の悪化など痰が増える病態がベースにあり，痰の量が多く粘稠度の高い場合に生じやすい．

　②長期にわたる気管チューブの留置で，分泌物（痰や血液など）が徐々にチューブの内径にこびりつき内腔が狭くなる．

気管チューブの詰まりの徴候は？

　「患者がチューブを噛んでいる」「呼吸器回路の物理的閉塞」がなく，呼吸器の最高気道内圧の上昇や，一回換気量の減少，$EtCO_2$の上昇もしくは波形が出づらくなる，$PaCO_2$の上昇，シーソー呼吸様の呼吸パターンが見られたときは，痰詰まりが考えられます．「チューブ内」か「チューブの先の気管支」での痰詰まりなのか，どこに詰まっているのかで対応が異なります．

　どこに詰まっているか簡単にわかる方法は，吸引チューブでまず痰を吸引してみます．抵抗なく吸引チューブが入れば，気管チューブのトラブルではなく，チューブの先の気管支の痰詰まりです．吸引チューブが途中でつっかかるもしくはかなり抵抗がある場合は，チューブ内が

図1　上気道閉塞時の緊急度が高い呼吸パターン

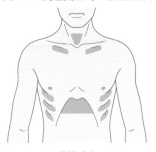
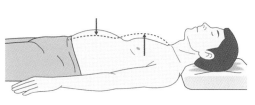

陥没呼吸
　　　の部分が呼吸時にへこむ

シーソー呼吸（奇異呼吸ともいう）
吸吸時には胸部が膨らみ，腹部がへこむ

胸鎖乳突筋の緊張
（矢印）

閉塞もしくは狭窄している証拠です．

　また，このときの肺音は，チューブ内が詰まっている場合は，両肺に空気が流れないもしくは流れにくいので，両肺ともに聴取できないもしくはかなり減弱しています．これに対し，チューブの先の気管支での痰詰まりは，詰まっている側の肺音は聴取できないもしくは減弱しますが，逆の肺音は聴取可能といったように左右差が顕著に現れます．同時に胸郭の上がりを観察すると，一概には言えませんが，チューブの詰まりの場合は陥没呼吸，シーソー様の呼吸パターン，チューブの先の痰詰まりの場合は詰まっている側の胸部の上がりが悪く，左右差が認められることがあります．

危険なサインは？

　以下の上気道閉塞の呼吸パターンが見られた場合は，緊急度が高い状況です（**図1**）．
・吸気努力による陥没呼吸（胸郭上窩，鎖骨上窩，肋間）
・胸鎖乳突筋の緊張
・頻脈
・胸・腹部の交互の運動（シーソー呼吸：吸気時に胸が下がり，腹部が膨らむ）
・胸郭運動の左右差
・鼻翼の開大

痰詰まりから窒息を起こした場合の対応（チューブの入れ替え）

　「危険なサイン」が見られ，一回換気量の低下，$EtCO_2$の波形や値が出ない，SpO_2の低下が認められる場合には，早急に対応が必要です．

1　人と物の用意

　まず人を集めベッドサイドに救急カートの用意を依頼します．

2　吸引（状況によっては100％キャリブレーションを使用）

　受け持ち看護師は，医師が来るまでにまずできることとして吸引を行います．その際，緊急度にもよりますが（また各施設で看護師が行っている範疇にもよりますが）少しでも低酸素血症を回避できるよう，呼吸器の100％キャリブレーション機能を使い一時的に投与酸素濃度を最大にして行うこともあります．

　吸引時のポイントとして，気管チューブの閉塞なのか，それよりも末梢側での閉塞なのかを査定するために，「吸引チューブの挿入時に抵抗があるか」「気管チューブの挿入長と同等以上に挿入できるか」「痰は吸引できるか（痰は吸引チューブが届く範囲にあるか）」を確認します．

3　気管支ファイバーの実施

　すぐに気管支ファイバーが用意できる環境であれば，まずファイバーでチューブ内の観察および痰の吸引を試みます．気管支ファイバーでは，吸引チューブでは届かないところより末梢側に詰まっている痰の吸引が可能です．

4　チューブの入れ替え

　ファイバーの結果，チューブ内腔の狭窄が顕著な場合は，チューブエクスチェンジャーを使用して入れ替えを行います．チューブエクスチェンジャーは長く十分な硬さがあるため，チューブを入れ替える際のガイドスタイレットの役割を果たします．またチューブ抜去後，もし新しい気管チューブが入らなかった場合に，チューブ

図2 チューブエクスチェンジャー使用方法

a. 気管チューブに比べてチューブエクスチェンジャーはかなり長くなっている．チューブエクスチェンジャーの長さ100cm，5mm以上内径の気管チューブに対応．

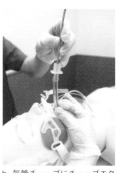

b. 気管チューブにチューブエクスチェンジャーを挿入．アンカーファストの固定を外し，気管チューブが抜けないように口元でしっかり固定しながら，チューブエクスチェンジャーに印字されている目盛を目安に挿入する．

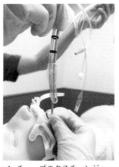

c1. チューブエクスチェンジャーの挿入長さを確認し，目盛りを目印にチューブエクスチェンジャーが抜けないよう注意しながら気管チューブを引き抜く．

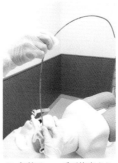

c2. 気管チューブが抜去され，チューブエクスチェンジャーのみとなった状態．

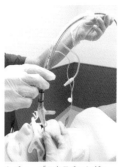

d. チューブエクスチェンジャーをガイドワイヤー代わりに新しい気管チューブを挿入する．

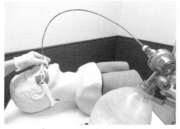

e. チューブエクスチェンジャーのカテーテルは内腔構造で，専用のアダプターを装着するとBVMの接続が可能となっており，気管チューブ交換手技中でも酸素投与が行えるようになっている．

エクスチェンジャーの先から酸素投与を行うことができます（図2）．

具体的な手技のポイントは？

1 チューブ交換時のリスク

長期挿管の場合は，喉頭浮腫があることが想定されます．その場合，気管チューブを抜去した後，喉頭浮腫によって新しいチューブが入りづらくなる場合があります．そのため，ガイドワイヤーの目的としてチューブエクスチェンジャーが用いられます．

同サイズの気管チューブが入らない場合も想定されるため，1サイズ細い気管チューブも用意しておきます．

処置時に再挿管困難となった場合のことも念頭に置き，自発呼吸がある患者には安易に筋弛緩薬を使用しないようにします．もし再挿管ができなかった場合に，筋弛緩薬の使用により自発呼吸がなくなり換気不能になってしまう危険性があるためです．

2 用意するもの

・同サイズと1サイズ小さい気管チューブ
・気管支ファイバー
・救急カート
・挿管困難セット（エアウェイスコープ，マックグラス，外科的切開セット，チューブエクスチェンジャー，ブジーなど）

ナースが注意したい予防策は？

1 加湿を適切に行う

日頃から痰の性状や量を観察し，加湿の必要性を検討します．痰の粘稠度が高い場合には，呼吸器回路を人工鼻から加温加湿に変更します．

2 体位ドレナージを適切に行い，排痰を促す

肺音を聴取し痰の貯留している位置を査定します．

聴診：痰が貯留している部分は，副雑音としてラ音（グーグー・ブツブツといった音）が聴取されます．また気道の一部が痰で閉塞すると，閉塞から末梢側の肺音は消失します．肺音の左右差にも注目しながら聴診します．

触診：胸部に手を当てると，痰が貯留している部分は，「ブーブー・ブルブル」といった振動を感じることがあります（ラトリング）．

痰の貯留している部位が上になるように体位を変更します．効果的な体位ドレナージ（排痰ケア）を行うためには，痰の貯留部位のアセスメントと，それをふまえてどのような体位を選択するかが大切です．

また，患者の状態に合わせて，リハビリを積極的に進めていきます．

図3　痰の貯留時の呼吸器の波形

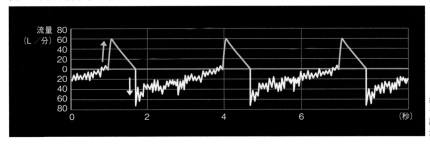

痰の貯留がある場合，呼吸器のグラフィックモニターで圧波形やフロー波形に細い揺れを認めることがある．回路内の結露でも同様の波形が認められる．

3 痰詰まりの徴候に早期に気づく

「気管チューブの詰まりの徴候は？」の項目を参考にし，呼吸器の気道内圧（の上昇）の推移に注意します．痰の貯留がある場合，呼吸器のグラフィックモニターで圧波形やフロー波形に細い揺れ（**図3**）を認めることがあります（回路内の結露でも同様の波形が認められるため，確認が必要です）．

気管挿管時のトラブルDOPE

人工呼吸器管理を行っている患者の状態が急変した場合は，すみやかに以下の4つの視点で確認します．今回取り上げた「気管チューブの痰詰まり」は，2つ目にあたります．

1 D：Displacement（チューブの位置異常）

チューブが抜けかけてかなり浅くなっている状況や，チューブが深くなってしまい片肺挿管になっている状況です．

対応は，チューブの固定長さを確認し，口腔内でチューブがたわんでいないか観察します．カフを抜き，気管チューブの位置を修正します．ほぼチューブが抜けてしまっている場合は，一度チューブを抜去し再挿入します（チューブエクスチェンジャーの使用を検討）．

2 O：Obstruction（閉塞）

分泌物（痰や血液）等によりチューブが閉塞し換気が送れない状況です（**図4**）．

3 P：Pneumothorax（気胸）

肺から空気が漏れて胸腔内にたまってしまうことで，肺が空気に押しつぶされて虚脱してしまっている状況です．空気がもれ続けると胸腔内圧が高まり，静脈灌流の低下，心臓の拡張障害により血圧が低下しショックとなる場合があります（緊張性気胸）．

とくに高PEEPの設定で管理している場合は注意が必要です．

対応は，胸腔ドレナージを挿入し，胸腔内にたまった空気を脱気し肺の虚脱を改善させます．

4 E：Equipment（人工呼吸器の異常）

呼吸器回路もしくは呼吸器本体に何らかの問題がある状況です．

対応は，人工呼吸器を外してBVMやジャクソンリースを用いて手動換気を行います．回路から外し手動換気に切り替えることで，患者の呼吸トラブルが解決すれば，患者側ではなく機器の問題ということになります．

図4　分泌物によるチューブの閉塞（血痰）

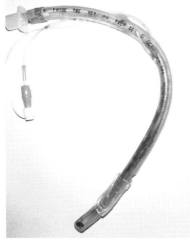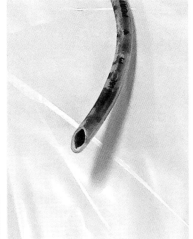

DOPE：Displacement, Obstruction, Pheumothrax, Equipment　　BVM：bag valve mask，バッグバルブマスク

各論2 呼 吸 停 止 に備えたい場面と対応

4 痙攣発作からの 呼吸停止

静岡県立こども病院麻酔科　**阿部まり子**

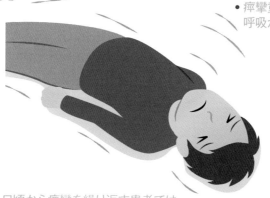

- 発作時は応援要請し，気道確保，酸素投与，静脈路確保，治療薬の準備を進める

- 痙攣重積や全般性発作の直後は，呼吸が停止している可能性が高い

- 上気道の状態と自発呼吸を正確に評価する

- 日頃から痙攣を繰り返す患者では，ベッド柵を上げるなど転倒・転落の防止策をとる

　痙攣（けいれん）とは，筋肉が不随意（自分の意思とは無関係）に収縮する症状です．痙攣を主症状とする疾患の代表が「てんかん」です．痙攣が長時間続くと酸素化と換気が障害され，脳へのダメージを強めるため，痙攣の応急処置として気道確保と人工呼吸はきわめて大切です．

　本稿では，痙攣発作に遭遇した際の対応，とくに気道と呼吸に関する処置について解説します．

痙攣の種類

　電気信号が大脳皮質から皮質脊髄路を通り，運動神経末端まで伝わった後，神経筋接合部で化学伝達物質（アセチルコリン）の働きを介して骨格筋は収縮します．大脳で異常な放電が起きて，不随意な筋収縮が生じたものが「痙攣」です．

　痙攣の中でも，意識障害や呼吸障害もしくは両方を引き起こすものを列挙します．

1 全般性痙攣

　脳全体が一気に電気的な興奮状態となって起きる発作です．

図1　全般性痙攣

a. 強直性痙攣

b. 間代性痙攣

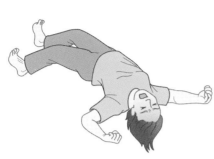

強直性発作

体幹・四肢がギュッと硬くなる. 背を弓なりに反らせる. 緊張もみられる. チアノーゼ, 失禁, 叫び声をあげる.

間代性発作

ガクガクと四肢がリズミカルにふるえる. チアノーゼ, 失禁, 唾液の泡を吹く.

①強直性痙攣（図1a）

筋肉が持続的に収縮して背中が反り返り, 四肢は強く伸展あるいは屈曲した姿勢となります. 左右対称性に緊張してこわばった状態で, 痙攣発作中は呼吸が停止しているため, 発作持続時間が長いと低酸素症の所見（チアノーゼ）を認めます.

②間代性痙攣（図1b）

筋肉が収縮と弛緩を反復するため, 四肢は伸展と屈曲を繰り返します.

③強直間代性痙攣

突然の意識消失に続いて強直性痙攣が生じた後（強直期：10～20秒間）, 間代性痙攣に移行（間代期：30～60秒間）するタイプで, 痙攣消失後, 昏睡状態に陥ることが多いです.

② 部分性痙攣

大脳の一部で異常な電気的興奮が生じ, その部位の機能に特徴的な症状が起こるものが「部分性痙攣」です. 運動発作, 感覚発作, 自律神経発作, 精神発作などに分類されます. 意識障害を伴わない発作を単純部分発作, 意識障害を伴うものを複雑部分発作といいます.

この部分発作で生じた異常放電が, 両側の大脳半球に波及すると全般性痙攣が生じます（2次性全般化）.

③ 痙攣重積

痙攣が20分以上続く, あるいは短時間に痙攣を繰り返して, その間意識が回復しない状態が「痙攣重積」です.

痙攣重積では脳の酸素消費量が増大する一方, 自発呼吸が抑制されるため, 低酸素血症や高二酸化炭素血症が生じて, 不可逆的な脳障害につながるおそれがあります. 患者の生命を脅かす危険な状態であるため, できるだけすみやかに痙攣を止める必要があります. 痙攣のほか, 代謝性アシドーシス（筋肉の激しい収縮により嫌気性代謝が亢進する）, 眼球偏位, 尿・便失禁, 咬舌などの所見が特徴的です.

痙攣発作時の対応

痙攣発作が長時間続いている状況（痙攣重積）や全般性発作の直後は, 呼吸が停止している可能性が高いので, 上気道の状態と自発呼吸を正確に評価することが大切です（表1）.

① カプノグラム

吸気・呼気に含まれる二酸化炭素分圧の時間的変化を描いたものがカプノグラムです. 呼気終末時の二酸化炭素分圧を end-tidal CO_2（$EtCO_2$ と略）とよび, 基準値は35～45 mmHgです.

$EtCO_2$ と呼吸数を合わせて評価することで病態の推察が可能です. たとえば, 呼吸数が少なく $EtCO_2$ が高値であれば, 自発呼吸が抑制されて体内に二酸化炭素が蓄積

表1　痙攣発作時の対応

> ▶応援要請
> 　　まず，ほかの医療スタッフの応援を呼びます．可能な限り第一発見者は，患者の傍らにとどまって，発見時の状況や発作の変化を観察します．観察した内容は，その後の治療方針に反映される可能性があるためです．救急カート，バイタルサインモニタなどを準備します．
> ▶気道確保と酸素投与
> 　　発作中・直後は，筋の持続的収縮による呼吸停止，舌の弛緩（舌根沈下）あるいは吐物による上気道閉塞をきたしている可能性があります．上気道を開通させ，誤嚥を防ぐ処置が必要です．
> 　①体を側臥位にする（嘔吐した場合，吐物を口の外に流出しやすくする）
> 　②上気道を開通させる
> ▶気管吸引および経鼻エアウェイ（図2）を準備する
> 　※咬舌を避ける目的で口腔内に物を入れることは推奨されません．経口エアウェイが不適切な位置に挿入されると，かえって気道閉塞が悪化します．咀嚼筋も強直しているため，無理に挿入すると歯を損傷したり，医療者が手指を噛まれたりするおそれがあるからです．
> 　③100％酸素の投与
> 　④バッグバルブマスク（AMBU Bag 等）で換気を補助する
> 　⑤呼気二酸化炭素波形（カプノグラム）のモニタリング（図3）
> 　　カプノグラムは上気道の開通性と呼吸数を非侵襲的に評価できる優れたモニターです．気管挿管されている場合も，非挿管時にも利用可能です．
> 　⑥気道確保の準備（喉頭鏡，ビデオ喉頭鏡，気管チューブ，声門上器具）
> 　　痙攣直後は口腔内の吐物や唾液の影響で，良好な喉頭展開視野を得られない可能性があるので，困難気道対応カートを準備する必要があります．
> ▶静脈路を確保
> ▶外傷を予防するために，周囲の環境を整備する
> 　　不随意運動による2次的外傷を予防するため，患者の周囲にある危険な物を取り除きます．あるいは，応急処置を行える安全な広い場所へ患者を搬送します．
> ▶治療薬（抗痙攣薬）の準備
> 　　低酸素血症・高二酸化炭素血症による脳障害を防止するため，早急に痙攣を止める必要があります．
> 　　発作時の第一選択薬は，ミダゾラム（商品名；ドルミカム®）などのベンゾジアゼピン系薬剤です．痙攣発作中で静脈確保がむずかしい場合，ミダゾラムは筋肉内に投与することもできます．

している状態（痙攣後の呼吸抑制，抗痙攣薬の副作用等）が考えられます．一方，呼吸数が正常でEtCO2が増加している場合は，全身の代謝が亢進して二酸化炭素の産生量が増えている病態が示唆され，筋肉の激しい痙攣が生じた後などが該当します．

2 声門上器具

　声門上器具は，マスク換気困難や気管挿管困難の際，短時間で挿入可能な気道確保デバイスです．英国で開発されたLMAに続いて，i-gel, Ambuラリンゲルマスク（図4）など，多くの声門上器具が市販されています．

　声門上器具の内腔を通して気管挿管可能な製品もあり，挿管補助器具の役割も果たします．しかし，声門上器具はカフ付き気管チューブと異なり，誤嚥を完全に防ぐことはできません．したがって胃に飲食物が入っている患者が痙攣を起こした場合，発作中・後の気道確保手

LMA：larygeal mask airway

段として第一選択すべき器具ではありません．あくまでもフェイスマスクによる換気補助，あるいは気管挿管がむずかしい場合の選択肢と考えるべきです．

看護師が日頃のアセスメントで注意すること

　日頃から痙攣を繰り返す患者では，転倒・転落の防止策をとります．たとえば，ベッド柵を上げる，患者の身体とベッド柵の間にタオルや枕などを置くなど工夫します．てんかん発作の場合では，痙攣発作の前兆を自覚したらすぐ看護師に伝えてもらうよう指導します．

　抗痙攣薬を内服している患者本人および家族には，服薬の重要性などを説明します．

　また，痙攣発作を起こしうる疾患の存在と治療内容を確認します．脳腫瘍，脳血管障害，てんかんだけでな

図2 経鼻エアウェイ

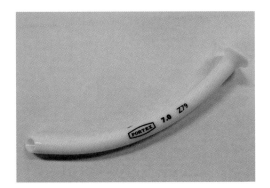

図3 カプノメータ

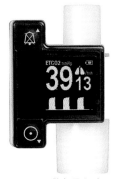

マシモEMMA救急用カプノメータ
（写真提供：アイ・エム・アイ）

図4 i-gelとTOKIBO-Ambu
　　　ラリンゲルマスク

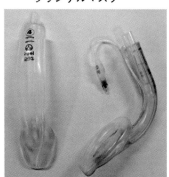

く，さまざまな疾患・病態で痙攣発作は起こります．糖尿病患者が低血糖症状を起こした場合，痙攣がみられることがあります．

　痙攣は突然起こり突然治まることが多いので，症状の変化や想定される状況を，あらかじめ患者本人および家族に理解してもらうことも大切です．

引用・参考文献

1) 井上有史ほか編：Epilesia日本語版．ILAEてんかん分類：ILAE分類・用語委員会の公式声明．国際抗てんかん連盟によるてんかん発作型の操作的分類．ILAE2017年版てんかん発作型の操作的分類の使用指針．WILEY, 14(2), December, 2017.

❸ 呼吸の見かた

各論2 呼吸停止 に備えたい場面と対応

5 COPD患者への高流量酸素投与によるCO₂ナルコーシス（呼吸停止）

東京慈恵会医科大学 麻酔科学講座 准教授　鹿瀬陽一

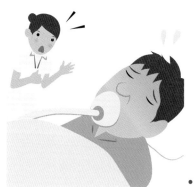

- 呼吸状態の悪化＝酸素投与でほとんどはよいが，COPDの場合は注意が必要
- COPD患者では，常にCO_2ナルコーシスとなる可能性を念頭に置く
- SpO_2の上昇の程度と，患者の意識状態，呼吸様式を頻繁に観察する
- 意識状態の悪化がある場合，気管挿管やNIPPVでの管理を行う可能性がある

COPDは酸素投与に注意

1 通常では呼吸状態悪化＝酸素投与だけど

　通常，呼吸状態が悪い患者を観察すると，呼吸数が多い，胸鎖乳突筋が浮き出ている（呼吸補助筋の使用），気管が吸気時に胸腔に引き込まれる（気管牽引）などの所見がみられます．呼吸状態が悪いことをアセスメントした後には，上級看護師への報告，医師への連絡をするのと同時に，酸素投与までは看護師の判断で行うことがあるでしょう．

　ただし，COPD患者の呼吸状態が悪化した場合には，注意することがあります．呼吸状態の悪化＝酸素投与で，ほとんどの場合は間違いがないのですが，COPDの場合には注意を要する場合があります．

2 CO₂ナルコーシス

　非常に簡単に説明すると，健常者はCO_2が血液中に増えると，呼吸をもっとしなさいという指令が呼吸中枢から出て，呼吸回数が増えます．しかし，COPD患者は，血液中にCO_2が常に貯留している状態のため，CO_2がたまっても呼吸中枢から呼吸数を増やせという指示が出ないのです．

　では，COPD患者はどうなると苦しい，呼吸をもっとさせてくれと感じるのでしょうか？

　COPD患者は，血液中の酸素量が低下すると呼吸をしなさいという指示が出るのです．そのため，COPD患者が苦しがっているとき，酸素飽和度SpO_2が89％なのでマスクで5L，リザーバー付きマスクで10Lぐらいの酸素投与は，注意を要します．

COPD：chronic obstructive pulmonary disease，慢性閉塞性肺疾患　　SpO₂：saturation percutaneous oxygen，経皮的動脈血酸素飽和度
NIPPV：non-invasive positive invasive pressure，非侵襲的陽圧換気療法

図1　カプノストリーム™20P

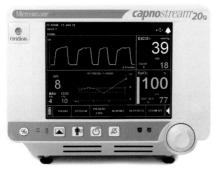

最近では，ベッドサイドで自発呼吸中の患者のCO_2濃度を測定して，呼吸回数，呼吸様式をモニタリングできる機器も臨床使用されている．

写真提供：コヴィディエンジャパン株式会社

酸素投与すれば，SpO_2は上昇します．しかし，COPD患者の体内では，十分な酸素濃度になってしまうと，酸素が十分なので呼吸を止めなさいという指示が出てしまいます．その結果，呼吸が停止したり，呼吸回数が少なくなったり，CO_2が体内でさらに貯留してしまい，意識障害を起こしてしまうことがあります．これをCO_2ナルコーシスといいます．

対応と手技のポイント

そこで，COPDで呼吸状態が悪化している患者には，SpO_2モニタを装着して，SpO_2が高くなるよう管理には注意をしてください．もちろん，あまりにSpO_2が低下している場合や，すでに意識障害が出ている，呼吸数が低下しているような場合は，すぐに挿管，人工呼吸器の適応です．

1 COPDの悪化

以下のような場合は，どうすればよいでしょうか．

> **症例**
>
> 80歳，男性．50年以上の喫煙歴，肺気腫によるCOPD．
>
> 風邪を契機にCOPDが悪化，SpO_2がルームエアで89％，呼吸数28回，呼吸補助筋の使用はある，聴診しなくてもヒューヒューと呼吸音が聴こえる．意識は清明，呼吸苦を訴えているが，臥位にもなれる．

①対応

医師から，CO_2ナルコーシスにならないように少量の酸素投与をしようとの指示がでました．

看護師は，少量投与なので，医師の指示により2Lで酸素投与を開始しました．SpO_2を装着し，酸素飽和度

が95％まで上昇し，呼吸苦がとれたというので，経過観察としました．

②準備した機器

経鼻カニューラ，可能であれば微量酸素投与が可能な流量計（0.5Lから投与可能なもの），心電図モニタ，SpO_2モニタ，自動血圧計．

③看護師が想定しておくべきこと

常にCO_2ナルコーシスとなる可能性を念頭に置き，SpO_2の上昇の程度と，患者の意識状態，呼吸様式の把握を頻回にします．

④推奨すること

i) 意識状態の把握にはグラスゴー・コーマ・スケール（GCS）を使用しましょう．GCSが8点以下の場合は，緊急気道確保の適応となります．意識レベルを「開眼」を4段階，「発語」を5段階，「運動」を6段階に分け，それぞれの最良応答で評価し，合計点で重症度・緊急度を判断します．
ii) 呼吸数の測定を必ず行ってください．呼吸数の測定は，最低でも1分間かけて回数を測定してください．同時に呼吸パターン，呼吸補助筋の使用の有無，胸郭と腹部の呼吸様式に伴う変化なども観察することが大切です．
iii) 最近では，ベッドサイドで自発呼吸中の患者のCO_2濃度を測定して，呼吸回数，呼吸様式をモニタリングできる機器も臨床使用されてきています（**図1**）．さらに，CO_2濃度，呼吸数，SpO_2，脈拍数の4つの指標を評価して点数化することで，早期に呼吸状態の悪化を検知できる機器もあります．今後は，病棟でのCO_2濃度のモニタリングが一般的になってくると予想されます．

3 呼吸の見かた

図2　HFNC

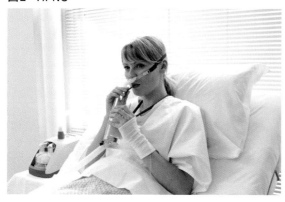

HFNCは鼻から加温加湿された高流量の混合ガスが流れるので，患者の不快感はNIPPVほどではなく，飲水，食事も可能となる.

写真提供：フィッシャー＆パイケルヘルスケア

❷ 症例の2時間後

> SpO₂は96％であったが，意識状態が混濁，呼吸数が10回程度となった.血圧は100/60mmHg，脈拍数110回となった.

①対応

医師は，CO_2ナルコーシスとなった可能性があるので，血液ガスを採取します.また，酸素投与量を0.5Lまで下げ，血液ガスの結果で次の指示を出します.

②看護師が想定しておくべきこと

i) 0.5Lの投与でSpO₂が低下し，呼吸回数が増えれば，CO_2ナルコーシスから回復する可能性があります.
ii) 意識状態の悪化があるので，気管挿管して，人工呼吸管理する可能性があります.
iii) 意識状態の悪化はありますが，高齢なこともあり，NIPPVによるマスク換気の導入があるかもしれません.

この3パターンが想定されるので，医師からの指示が出る前にある程度準備するべきものを考えておいてください.

③知っておいてほしいこと

i) 気道確保

意識障害がある場合は，気道確保が必要となる場合が多いです.この場合，気管挿管による気道確保が一般的です.声門上デバイスでも気道確保できますが，COPDの場合などは，気道分泌物が多くなるので，気管挿管を選ぶことになります.

ii) NIPPV

COPD患者の呼吸状態が悪化した場合，マスク換気に

HFNC：High-Flow Nasal Cannula，高流量鼻カニュラ酸素療法

よる人工呼吸であるNIPPVが第一選択となります.本症例でも，当初からNIPPVを導入することも間違いではないです.しかし，72時間以上継続することは推奨されませんので，評価をきちんと行ってください.

意識状態の悪い患者に対する，NIPPVは推奨されていません.しかし，CO_2が減少すれば，意識状態の改善が期待できるのであれば，あえて意識状態が悪くても開始することはありますが，ICUなどのきちんと管理ができる病棟で行うべきでしょう.

iii) High-Flow Nasal Cannula（HFNC）

最近，HFNCという呼吸補助機器が臨床使用されるようになってきました.主に，1型の呼吸不全患者に使用する治療機器です.

NIPPVでも高濃度酸素を投与できますが，患者によっては不快感が強く，治療が奏効しない場合があります.そのような場合，HFNCは鼻から加温加湿された高流量の混合ガスが流れるので，患者の不快感はNIPPVほどではなく，飲水，食事も可能となります（図2）.治療を受容してくれる患者も多く，低酸素が問題となるような呼吸器疾患患者の治療や，気管支鏡検査時，人工呼吸器から離脱直後の呼吸補助に頻用されています.今後，簡便に高流量の酸素が投与できるデバイスとして病棟での使用も増加すると思われます.

しかしCOPD患者は，高濃度酸素がCO_2ナルコーシスを招来する危険性や，CO_2の除去がNIPPVと同程度にできるのかという点に関しては，まだ結論が出ていません.症例報告などでは，NIPPVを導入せず，低酸素が改善し，CO_2の排出にも成功し，HFNCが奏効したことも報告されているので，厳重に監視ができるICUなどの環境では使用を考慮する場合もあるでしょう.

コラム 東京慈恵会医科大学における

多職種連携シミュレーション トレーニング（JAMP）の取り組み

京都大学医学研究科 医学教育・国際化推進センター 非常勤講師　**三好沙耶佳**

JAMP開催のきっかけ

多職種連携教育（IPE）とは，医療従事者が医師や看護師，薬剤師といった職種を超えて，お互いの専門分野についてともに学び教え合い，理解を深めることを意味します．昨今では，IPEの充実が患者のケアの質を高めたり，職場環境の改善につながるということが明らかになっています[1]．

東京慈恵会医科大学で2014年から始まった緊急気道のシミュレーショントレーニング（Jikei Airway Management course for Patient safety：JAMP）も，医師や看護師を対象とした多職種連携コースとなっています．このコースが開催されるきっかけは，麻酔科・耳鼻科・救急科という緊急気管管理を扱う診療科の医師が，医療安全を目的として，専門科を超えた緊急気道管理の学習の機会を作る必要がある，というコンセンサス（複数の人による合意）ができたことでした．

最初の企画会議のときから，受講対象者は医師のみでは不十分であり，看護師にも本コースを受講してもらうことが望ましい，という意見が大半でした．なぜなら気道管理を行うときの物品の準備や挿管の介助，外科的処置の補助など，看護師が担う役割は大きく，病院全体として気道管理の共通認識を持つためには，気道管理に携わる部門で働く看護師にもコースに加わってもらう必要があったからです．

かくしてJAMPは，第1回目から医師と看護師を対象とした多職種連携コースとなったのです．

3部構成のJAMP

多職種連携コースは，受講生の専門や背景もさまざまです．そのため，1人ひとりがコースに期待することも異なります．このような多様性のある受講生に対して，どのような内容を提供すればよいのか，これについては運営スタッフの間でも頭を悩ませました．

救急の場面で挿管困難な患者がいても，その場にいる医療スタッフが協力して対応できるようになる，それがこのJAMPの主たる目的でした．そのためには，知識と技術，そしてチームワークをすべて学ぶことができるコース設計が必要だったのです．

度重なる話し合いの結果，①基本事項の確認をする講義，②実際に手を動かして感覚を学ぶスキルステーション，③多職種で連携してケース別に学ぶシナリオシミュレーションという3部構成のコースとなりました（図1）．

アンケートを元によりよいコース作り

第1回目は医師が講師を担当し，受講生も医師が多く占めていました．そんな中，少数派だった看護師は「自分はこのコースで何を学び，職場に持ち帰ればいいのだろうか」と不安を感じたことと思います．

多職種連携教育の大事なポイントとして，「お互いの業務について学び合う」という点があります．われわれはコース終了後のアンケートを読み返し，どうしたら医師が看護師から学ぶことができるだろうか，と話し合い

IPE：Interprofessional Education，多職種連携教育　　JAMP：Jikei Airway Management course for Patient safety

図1　JAMPの概要（第3回目から以下の内容で行っている）

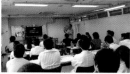

講義	・緊急気道管理について 　by 麻酔科医 ・上気道閉塞について 　by 耳鼻科医 ・挿管の介助について 　by ICU看護師

▼

ハンズ オン	・ビデオ喉頭鏡 　by 麻酔科医 ・輪状甲状靱帯切開 　by 耳鼻科医 ・声門上デバイス・挿管介助 　by 麻酔科・救急医，ICU看護師

▼

シナリオ	・ケース①　by 麻酔科医 ・ケース②　by 救急医 ・ケース③　by 救急医

**図2　JAMPを開始した頃に
　　　改良した内容（一部のみ）**

受験生のコメントを受けて改良した内容

第1回目

「看護師の受講生がもう少しいたほうがいいと思う」
「EtCO₂モニターの波形が本物ではないため困惑した」

▼

第2回目からの改良点
・看護師の受講生と医師の受講生を同じ人数とした
・実際のEtCO₂モニターを準備して自分の呼気で波形を確認できるようにした

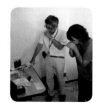

第2回目

「医師向けの講義は少しむずかしい」
「気管挿管のときに医師がどれほど強いストレスを感じているかわかったのが良かった」

▼

第3回目からの改良点
・看護師も講師として講義を担当
・スキルステーションに「挿管の介助」を取り入れ，医師と看護師がお互い学び合える環境を作った

を重ねました．

　また，専門科をふまえたコースという意味では，日ごろあまり使ったことのない器械はできるだけ実際と同じものを用いて，リアルな感覚を得てもらわないと実践力が身につかない，ということもアンケートから見えてきました．このように，受講生が真摯にアンケートを記載してくれたおかげで，われわれ運営スタッフも回を重ねるごとに多職種連携教育に対して理解を深め，よりよいコースを作り上げるため改良を重ねることができました（図2）．

これからの多職種連携教育

　JAMPも開始から3年が経過し，本コースを受講した医師・看護師がどんどん増えています．あまり起こってはほしくありませんが，院内で緊急に気道管理が必要な症例が発生した際に，迅速に対応できる職員が増えてくれれば，そして患者の安全にすこしでも寄与できれば，それが本コースの運営スタッフの願いです．

　医療現場では，チームワークは必要不可欠です．1つの職種で完結する業務などほとんどありません．だからこそ，多職種連携教育は今後も増えていくと思われます．

　多職種でともに学ぶということは，それなりのむず

かしさもあり，1日のコースでは補えないところも多々あります．しかし，むずかしいからといってやめるのではなく，どうしたら改良できるか，と考えてきたことでわれわれ運営スタッフは多くのことを学び得ました．

　JAMPを受けた受講生が，いつか臨床現場で「あのとき一緒に学んでよかったね」と言い合える日が来たら，きっとそれが真の学びにつながり，そう実感できた彼らが未来の多職種連携教育を推進していくのだろう，と思います．

引用・参考文献
1）Hean S, et al. : Theoretical insights into interprofessional education: AMEE Guide No. 62. Med Teach, 34(2) : e78-e101, 2012.

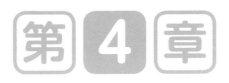

気管切開管理

固定・交換・離脱
3つのおきて

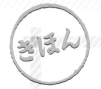

気管切開の基礎知識
チェック＆ブラッシュアップ

東京都立多摩総合医療センター ICU主任　集中ケア認定看護師　**植木伸之介**

気管切開を行うことにより，患者はコミュニケーションをとりやすくなる．気管挿管と比較するとケアが容易となるため，ICU入室期間や入院期間が短縮することもあるが，気管切開部の感染や出血・肉芽形成・気管狭窄・動脈との瘻孔など合併症を生じるリスクがあるため，注意して観察すべし．

気管切開の適応と禁忌

気管切開が適応となる主な理由は，以下の3点となります（**表1**）．
①上気道が閉塞している場合
②長期人工呼吸器管理が必要な場合
③気道分泌物が多い場合（痰の喀出が困難な場合）

上記3点にはさまざまな傷病や病態があり，気管切開の適応となる理由が複数であることも少なくありません．

気管切開には，手術室等で実施する外科的気管切開とベッドサイドで実施できる経皮的気管切開があります．頸部感染や著しい出血傾向があるときは禁忌[1]となります．このほか，経皮的気管切開キットに記載されている禁忌をまとめると**表2**となります．

表1　気管切開が適応となる主な病態

上気道閉塞	気道異物 両側反回神経麻痺 顔面，頸部などの外傷 術後出血 気道熱傷 浮腫による気道狭窄（急性喉頭蓋炎・アナフィラキシー） 頭頸部腫瘍など
長期人工呼吸器管理	重度の意識障害　　重症肺炎 呼吸機能障害　　　急性呼吸窮迫症候群 重症心不全　　　　神経筋疾患など
気道分泌物が多い場合（痰の喀出が困難な場合）	呼吸器感染症　　　呼吸筋の低下 誤嚥　　　　　　　神経筋疾患など 慢性閉塞性肺疾患

文献1，3〜5)を参考に作成

表2　経皮的気管切開の禁忌

- 緊急気道確保
- 小児
- 穿刺部の感染・腫瘍
- 挿管不能
- 甲状腺肥大
- 出血傾向
- 気管切開部に手術既往歴がある
- 短頸，肥満などにより解剖学的特徴がわかりにくい
- $20cmH_2O$以上のPEEP
- 気管チューブが挿管されていない
- 頸部脊椎骨折などにより頸部が不安定である
- 上気道に解剖学的構造異常または病理学上異常がある

文献6，7)を参考に作成

図1　チューブの挿入位置

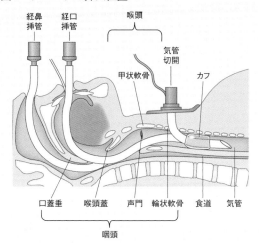

経鼻挿管　経口挿管　喉頭　気管切開　甲状軟骨　カフ　口蓋垂　喉頭蓋　声門　輪状軟骨　食道　気管　咽頭

図2　気管切開による患者・医療者のメリット

患者	医療者
• 苦痛が緩和される • 気管チューブに関連したトラブルがなくなる • コミュニケーションが図りやすい • 呼吸仕事量が減少	• チューブの交換や管理が容易 • 気道確保が容易

• 吸引が容易
• 口腔ケアが容易
• 鎮痛薬減量・中断・中止
• ICU入室期間や入院期間が短縮する

表3　気管切開による合併症

術中		早期	晩期	
• 出血 • 気胸 • 縦隔気腫 • 皮下気腫 • 無気肺 • 気管後壁の損傷 • 輪状軟骨・気管軟骨の骨折	• 反回神経損傷 • ガイドワイヤーの誤挿入や消失 • 気管外への誤挿入 • 気管チューブの抜去 • 気管切開チューブの挿入不可 • 換気不能，低酸素血症 • 誤嚥 • 心肺状態の悪化	• 出血 • 気管切開部位の感染 • 肺炎 • 縦隔炎 • 敗血症 • 気管切開チューブの挿入困難・誤挿入・閉塞	• 声帯機能不全 • 嚥下障害 • 喉頭浮腫 • 声門下狭窄 • 気管軟化症 • 気管食道瘻 • 肉芽形成 • 創傷治癒遅延	• 瘢痕形成 • 気管腕頭動脈瘻

文献2)を改変

4 気管切開管理

気管切開のメリット

　患者が得られるメリットとして，気管チューブが抜去され苦痛(口腔内の異物感，咳嗽反射，鼻・口腔・咽頭粘膜刺激など)が緩和されます．また，気管チューブに関連したトラブル(位置異常，噛むなど)がなくなるため，鎮静薬を減量あるいは中断・中止することができます．これにより，患者はコミュニケーションをとりやすくなります．

　カフ上部吸引機能が付いたカニューレに定常流ガスを流す，あるいはスピーチカニューレに変更することで発声することも可能になります．さらに，気管切開により空気は咽頭および喉頭を通過しないため，気道抵抗が小さくなり呼吸仕事量が減少します(図1)．

　そのほか，図2のようなメリットがあり，気管挿管のときと比較するとケアが容易となるため，ICU入室期間や入院期間が短縮することもあります．

気管切開のデメリット

　気道を確保する方法として，気管挿管と比べると物品が多く，清潔野を確保しなければならないため時間を要します．また，気管切開後は患者のボディーイメージに影響し，精神的なダメージを与える可能性があります．

　このほか，気管切開部の感染や出血・肉芽形成・気管狭窄・動脈との瘻孔など合併症のリスクがあります(表3)．

加温・加湿(図3)

　通常，吸入した空気は鼻腔・口腔・咽頭(上気道)で加温・加湿され，気管分岐部付近で湿度はほぼ100％となります．また，気管や気管支の線毛運動は，加温・加湿されることによって機能が維持されています．しかし，気管チューブや気管切開チューブが挿入されている(人工

図3　臨床で主に用いられている加温・加湿装置

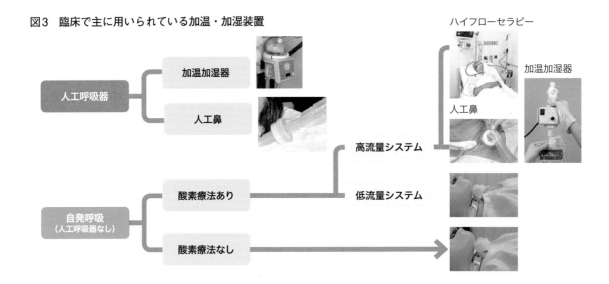

気道がある)と上気道で加湿されないため,乾燥した空気をダイレクトに吸入することになります.中央配管から供給される酸素は,温度が低く湿度0％であるため,人工気道がある場合はとくに加温・加湿が重要となります.

乾燥した空気を吸入し続けることにより,線毛運動が障害されます.また,気道分泌物の粘稠度は高まり,人工気道が狭窄・閉塞する原因となります.気道が乾燥することより,疼痛や粘膜の損傷・無気肺・肺炎などを引き起こす危険性もあります.

現在,臨床で主に用いられている加温・加湿装置は,以下となります.
①人工呼吸器を装着している場合は,加温加湿器,あるいは人工鼻を使用する.
②自発呼吸で高流量の酸素を必要とする場合は,ハイフローセラピーを接続する.または,トラキマスクにジェット型ネブライザーを接続する.
　低流量の酸素,あるいは酸素投与を必要としない場合は自発呼吸用の人工鼻を使用する.

吸引

気管吸引の目的は,過剰に産生された気道分泌物を除去することで気道の狭窄・閉塞を予防,あるいは改善し,患者の呼吸困難や呼吸仕事量を軽減して安楽な換気を保つことです.気管吸引は,気管分岐部直上までの分泌物を除去する処置です(図4).侵襲的な処置であり,患者に苦痛を与えます.

気管吸引を実施することで,有害事象を生じる可能性や病態が悪化する可能性があります(表4).気道分泌物が多い場合は,一度ですべてを除去しようとせず,数回に分けて実施します.気管吸引を実施する前に,"分泌物がとれそうだから"だけではなく,分泌物を除去することで"リスクよりベネフィットが上回るか"を考える必要があります.

機械的トラブル時の行動

閉塞時の行動

気管切開チューブの閉塞には,トラキマスクや患者の下顎が気管切開孔に密着することで生じる外的な閉塞と加湿不足などにより気道分泌物が粘稠化する,あるいは出血などで生じる内的な閉塞があります.

気管切開チューブの閉塞を疑った場合は,第一に患者の呼吸状態と意識レベルを確認します.外的な閉塞であれば,原因を除去します.外的な原因を除去しても患者に変化がなければ,気管吸引を実施します.その際は,気管切開チューブ内腔の狭窄・閉塞の程度,気道分泌物の粘稠度を把握します(図5).一見,外的な閉塞が原因のように見えても,内的な閉塞が原因であるということも考えられます.

気管切開チューブの閉塞が解除できない場合は,ただちに応援を要請し,急変に備えて救急カートや気管切開チューブ交換物品を準備します.

図4 気管吸引で気道分泌物を除去できる範囲

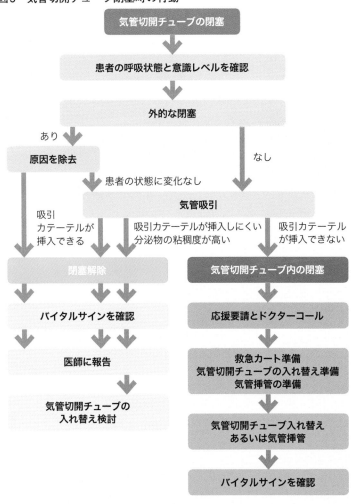

気管吸引で痰を
除去できる範囲

気管

気管分岐部

主気管支

葉気管支

区域気管支

亜区域気管支

小気管支

表4 気管吸引により起こりうる合併症

- 患者の苦痛(疼痛・不快感)
- 低酸素血症
- 高二酸化炭素血症
- 無気肺(二次性無気肺)
- 気道粘膜損傷
- 出血
- 気道感染
- 気管支攣縮
- 不整脈
- 徐脈・頻脈
- 血圧の低下・上昇
- 頭蓋内圧上昇
- 臓器血流低下
- 冠動脈攣縮など

図5 気管切開チューブ閉塞時の行動

```
気管切開チューブの閉塞
        ↓
患者の呼吸状態と意識レベルを確認
        ↓
     外的な閉塞
```

あり →
原因を除去

なし →

患者の状態に変化なし

気管吸引

吸引
カテーテルが
挿入できる

吸引カテーテルが挿入しにくい
分泌物の粘稠度が高い

吸引カテーテル
が挿入できない

閉塞解除

気管切開チューブ内の閉塞

```
バイタルサインを確認
        ↓
   医師に報告
        ↓
気管切開チューブの
  入れ替え検討
```

```
応援要請とドクターコール
        ↓
    救急カート準備
気管切開チューブの入れ替え準備
    気管挿管の準備
        ↓
気管切開チューブ入れ替え
  あるいは気管挿管
        ↓
  バイタルサインを確認
```

図6 気管切開チューブの再挿入のリスク

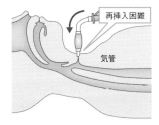

再挿入困難

気管

気管切開直後は,開口部から気管への
ルートが確立しておらず,気管切開
チューブが抜けた場合,再挿入が困難
となることがある.

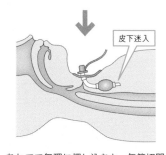

皮下迷入

あわてて無理に押し込むと,気管切開
チューブが皮下に迷入してしまうことが
ある.再挿入後は,必ず換気できてい
ることを確認する.

文献10)を参考に作成

計画外抜去時の行動

　気管吸引や気管切開チューブの固定などにより，咳嗽反射が誘発され，気管切開チューブが抜けてしまうことがあります．気管切開後，1週間以内は瘻孔が形成されていないため，再挿入がむずかしくなるケースがあります．また，無理に気管切開チューブを押し込むと，チューブが皮下組織に迷入する危険性があります（図6）．

　気管切開チューブの計画外抜去を予防するためには，固定が重要となります（詳細はp.117）．気管切開チューブが抜けた場合は，患者の呼吸状態や意識レベルを確認し，応援をよびドクターコールをします．ただちに気管切開チューブを再挿入しなければ患者の生命に危険が及ぶ場合，かつただちに医師の治療・指示を受けることが困難な場合は看護師が再挿入します．再挿入後は，患者の状態を注意深く観察するとともに，ただちに医師に報告します．

　医師が到着するまでに猶予がある場合は，その場を離れず患者の状態を観察します．その間に患者の状態に変化があれば，酸素を投与します．気管切開孔が開通していればトラキマスクを選択します．閉塞の可能性があれば，清潔なガーゼで気管切開孔を塞ぎマスクを選択します．

　酸素を投与しても呼吸状態が改善しなければ，バッグバルブマスクなどで換気します．ただし，永久気管孔の場合は喉頭で気管が分離されているため，気管切開孔から酸素投与や換気を行います．

引用・参考文献
1）丸川征四郎：気管切開―最新の手技と管理　改訂第2版．p.18-34，医学図書出版，2011．
2）Quintel M, et al.：Timing of tracheostomy. Minerva Anesthesiol, 75：375-383, 2009.
3）内野哲哉，野口隆之：気管切開の適応と方法．人工呼吸，26（2）：50-61，2009．
4）茂呂悦子：気管切開の対象となるのはどのような患者？ どんなケアが必要？．エキスパートナース，30（9）：9-13，2014．
5）名和由布子，今泉均，升田好樹ほか：非経喉頭的人工気道―経皮的および外科的気管切開法の合併症と問題点．ICUとCCU，28（6）：415-421，2004．
6）ネオパーク添付文書　第10版．コヴィディエンジャパン，2011．
7）パーキュティニアス・トラキオストミー・キット添付文書　第7版，スミスメディカル・ジャパン，2016．
8）道又元裕：患者状況に応じた体位管理．写真でみるICU患者の体位管理マニュアル，p.78-81，メディカ出版，2009．
9）神山淳子：グーグーと音はするのに痰があまり引けないとき，どうする？．エキスパートナース，30（9）：30-32，2014．
10）神山淳子：気管切開カニューレの閉塞・抜去，どう対応する？．エキスパートナース，30（9）：36-37，2014．
11）医薬品医療機器総合機構 PMDA 医療安全情報：気管切開チューブの取り扱い時の注意について．PMDA医療安全情報，No.35，2012．http://www.mhlw.go.jp/file.jsp?id=146396&name=2r9852000002z48g_2.pdfより2020年1月検索

気管切開チューブの固定時は，計画外抜去・皮膚障害・不快感に注意

東京都立多摩総合医療センター ICU主任　集中ケア認定看護師　植木伸之介

> 気管切開チューブの固定には綿テープ，固定バンド，縫合の3種類の固定方法が用いられる．それぞれにメリット・デメリットがあり，状況に応じて使い分けるべし．

綿テープを用いた固定のワザ

　綿テープは気管切開術直後の固定の際に用いられることが多く，汚染時には交換も容易にできます．固定がゆるむことで計画外抜去のリスクがあるため，固結びや外科結びでしっかりと固定します．

　ゆるみを避けるために強く結ぶと，皮膚を圧迫し発赤や表皮剥離などの皮膚トラブルを生じる可能性があります．そのため，綿テープと頸部の間に指が1本入る程度のゆとりを持たせる必要があります．

固定バンドを用いた固定と注意点

　カニューレホルダーは，綿テープと比較し固定が容易に行えます（図1）．また，ネックバンド部は幅が広く，柔らかく作られているため，皮膚への圧迫が軽減され皮膚損傷のリスクも低減します．

　ただし，マジックテープでの固定となるため，強度の低下などから外れる可能性も考えられます．

写真でわかる，よく使う固定の手順

　綿テープでの固定を図2に，カニューレホルダーによる固定は図3に示しました．

気管切開孔の観察・管理

① 観察

　出血，感染徴候，皮膚トラブル，分泌物による汚染の有無を観察します（表1）．

② 管理

　感染予防，皮膚保護のためにYカットガーゼを使用することもあります．ガーゼが汚染されたまま長時間

図1　デイル・カニューレホルダー

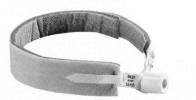

（写真提供：名優）

綿テープと比較し固定が容易に行うことができる．

表1　気管切開孔の観察項目

出血	量，性状
感染徴候	発赤，熱感，腫脹，滲出液，疼痛
皮膚トラブル	発赤，表皮剥離，水疱，肉芽
汚染	ガーゼ汚染量，分泌物の種類

図2　綿テープによる固定

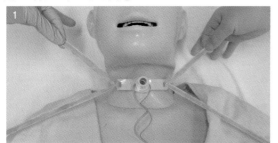

綿テープを端から10cm程度のところで折り，ネックプレートの穴に通す．

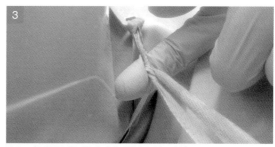

綿テープと頸部の間に指が1本入る程度のゆとりを持たせる．

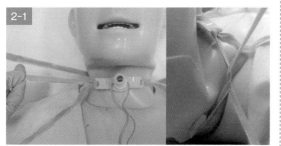

長いほうの綿テープを首の後ろに通し，反対側の短い綿テープを結ぶ．

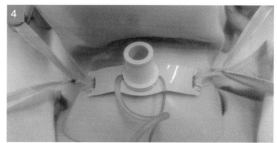

反対側も同様に結ぶ．

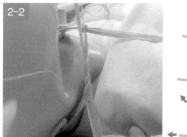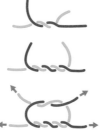

外科結びの場合は，もう一度巻きつける．

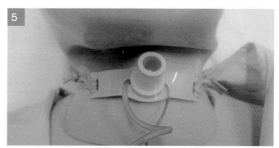

インフレーションチューブおよびカフ上部吸引を切らないように，余った綿テープを切る．

経過すると，それ自体が感染の原因となり得ます．汚染の状況に応じて交換の頻度を考慮する必要があります．Yカットガーゼ以外に，気管切開孔の周囲にワセリンなどの軟膏を塗布する場合や被覆材を貼付したりすることもあります．

　固定する際は，必ず2人で行います．1人が気管切開チューブを保持し，1人が固定の調整を行います．綿テープの場合は，指が1本入る程度のゆとりを持たせます．固定ホルダーを使用する場合も同様です．終了後は必ず，固定の強さ，呼吸状態の観察を行います．

注意すべき合併症

1 計画外抜去

　固定をする際に，誤って気管切開チューブに触れてしまうことで，偶発的に抜けかかる，あるいは抜去されるリスクがあります．また，チューブに触れることが刺激となり，咳嗽反射を誘発することで抜けかかる，あるいは抜去されるリスクもあります．

2 皮膚トラブル

　気管切開孔の周囲の皮膚にトラブルが生じる可能性があることは，**表1**で示しました．周囲の皮膚だけでなく，頸部にも固定具による皮膚トラブルが生じるリスク

図3　カニューレホルダーによる固定

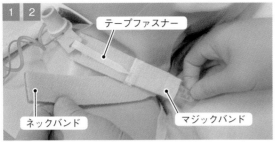
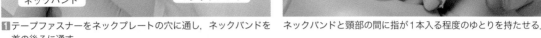
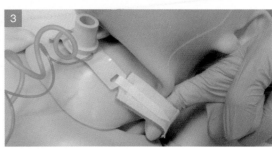

■テープファスナーをネックプレートの穴に通し，ネックバンドを　　ネックバンドと頸部の間に指が1本入る程度のゆとりを持たせる．
　首の後ろに通す．
■首の後ろを通したネックバンドとマジックバンドを貼りつける．

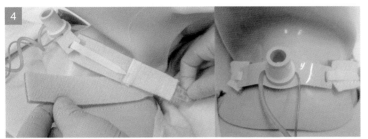

インフレーションチューブおよびカフ上部吸引ラインを切らないように，余ったネック
バンドを切る．

があります．
　固定が強すぎることや同じ位置に常に圧がかかることにより，発赤や表皮剥離が起こります．また，患者の状態によって，かぶれや発疹が生じることもあります．常に患者の状態を観察し適切な固定ができているか評価することが大切です．

3　不快感

　固定の際に，必要以上に気管切開チューブに触れることや動かすことで，チューブが気管壁に接触し，容易に咳嗽反射が誘発されます．また，疼痛が生じる場合もあります．
　確実な固定は重要ですが，患者が不快を感じないよう細心の注意を払う必要もあります．

引用・参考文献
　1）鎌田あゆみ：気管切開カニューレの固定にはどのような方法がある？ 注意点は？．エキスパートナース，30（9）：18-21，2014．
　2）米倉ひろみ：気管切開孔の管理はどのように行う？．エキスパートナース，30（9）：22-23，2014．

4　気管切開管理

おきて2

チューブは閉塞徴候に気をつけて，交換のタイミングを見逃さない

富山県立中央病院 ICU主任　集中ケア認定看護師・特定行為研修修了看護師　**蔵 サユリ**

分泌物の粘稠度が高く吸引圧を高くしなければ吸引できない，吸引してもカテーテルに乾燥した分泌物が付着してくる，吸引後も気管切開孔から呼吸に合わせて音が消失しない，など閉塞を予感させる徴候を見逃さず，交換タイミングを見極めるべし．

チューブの交換時期と交換の目的

1 チューブ交換時期

気管切開術後は，2～3日は開口部から気管への形成が確立していません（瘻孔化されていません）．そのためチューブを抜去した後，開口部が閉塞してしまい再挿入が困難になることや，チューブが気管ではなく皮下へ迷入する危険があります（p.115 図6）．

気管切開術後はチューブの計画外抜去に注意が必要で，初回のチューブ交換は少なくとも1週間を目安に行います．文献によっては，初回交換は気管切開術後2週間行わない，と記載してあるものもありますが，当院では気管切開術1週間後に初回交換を実施しており，トラブルの報告はありません．

初回交換以降のチューブ交換時期に関しては，現在のところ明確なエビデンスやガイドラインで示されていません．そのため，患者状態に応じて，または療養環境に応じて交換時期や交換の間隔を決定します．通常は1～2週間ごとにチューブ交換を行います．

2 交換の目的

交換の目的は，チューブ内・外に付着している気道分泌物による汚染の除去，チューブの閉塞予防，などが挙げられます．

チューブ汚染による肺炎などの感染予防目的の交換については，チューブの定期的な交換で感染を低下させたという報告はありません．

チューブ閉塞の見抜き方

人工呼吸器装着中であれば，気道内圧が上昇した，一回換気量が減少した，などが挙げられます．しかし，これは，チューブ閉塞が原因ではなく，肺や胸郭のコンプライアンスが低下したなど，気道の問題以外でも生じるため，鑑別は必要です．また，患者が呼吸を努力すれば，一回換気量が減少しない，もしくは逆に増加することも考えられます．そのため，人工呼吸器を装着していなくても，患者の呼吸回数や呼吸様式，呼吸パターン，呼吸音，胸郭の動きなどを注意深く観察する必要があります．

たとえば呼吸補助筋を使用した努力呼吸，主に吸気時の強い努力呼吸や，シーソー呼吸が出現した，吸気時に喘鳴が聴こえるなど患者の呼吸状態に変化が生じた際には，ほかの観察項目と総合的にアセスメントし，狭窄・閉塞を疑う必要があります．

閉塞してしまう前にも，吸引カテーテルが入りにくい気管吸引の際に分泌物の粘稠度が高く，吸引圧を高くしなければ吸引できない，吸引しても分泌物は吸引できないがカテーテルに乾燥した分泌物が付着してくる（図

図1 吸引カテーテルの周囲に粘稠な分泌物が付着

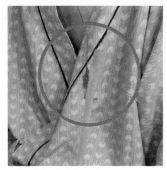

呼吸様式や呼吸音など，ほかの所見と合わせて閉塞の徴候に早めに気づくことが大切．

1），吸引した後も気管切開孔から呼吸に伴う「ズーズー」，「ゴーゴー」という音が消失しない，など閉塞を予感させる徴候も見逃せません．

チューブの消毒方法

　基本的に気管切開チューブはディスポーザブル製品なので，交換時には新しいものを使用し，使用後のものは交換ごとに破棄します．消毒・滅菌して他患者に使用することはしません．しかし，複管式の内筒は，分泌物などでチューブ内の汚染があれば，それらを除去するために取り外して適宜洗浄して使用することが可能です．

　基本的に消毒・洗浄し再使用することは禁忌・禁止とされていますが，筆者の施設では，同患者使用に限り，一部患者（たとえばカフのない高研式気管カニューレやスピーチカニューレを退院後も装着が必要で，自宅で管理する必要がある患者）で消毒し再使用しています．消毒には，次亜塩素酸ナトリウム（ミルトン液）を使用しています．0.01％次亜塩素酸ナトリウム液に1時間浸漬し，自然乾燥させ再使用しています．

写真でわかる気管チューブ交換（図2）

1 物品準備

　まず，物品を準備します．ベッドサイドに行く前に足りないものがないか，必ず確認しましょう．医師から患者に，今からチューブ交換することを説明します．そして心電図や呼吸状態，SpO$_2$をモニタリングします．医師とともに手指消毒を行い，個人防護具を装着します．

2 カフの確認と吸引

　新しい気管チューブのカフにエアーを注入し，カフの破れなどによるエアー漏れがないか確認します．カフに異常がなければエアーを完全に抜き，潤滑剤をチューブの挿入部に塗布します．患者の口腔や気管チューブ内，カフ上部吸引システムがあるチューブであれば，カフ上部の吸引を必ず行います．

3 チューブ交換

　固定の紐，またはチューブホルダーを外し，カフの空気を抜きます．

　次に，医師が挿入されているチューブを抜きます．チューブを抜いた刺激で気管切開孔から気道分泌物が出てくることがあるので，必要であれば吸引します．

　医師が新しいチューブを挿入します．挿入後，スタイレットを抜去します．

　カフにエアーを注入し，紐またはチューブホルダーで固定します．切り込みガーゼを使用する際は，ガーゼを挿入し，固定します．カフ圧計を使用し，カフ圧を調整します．

　当然のことかもしれませんが，チューブを抜去・挿入する際には，患者に対し，今から抜去・挿入することを説明してから実施します．

4 呼吸状態の観察と片付け

　呼吸状態（呼吸様式や呼吸回数），バイタルサイン，SpO$_2$を測定し，患者の全身状態や苦痛の有無を確認します．患者に処置が終了したことを説明し，ねぎらいの言葉をかけます．ベッド周囲を整え，物品の片付けを行って終了です．

図2　気管チューブ交換

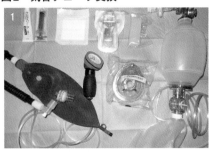

物品を準備する.

必要物品
①新しい気管切開チューブ(基本的に同じサイズのものを準備するが, 医師にサイズを確認)
②カフ用注射器(10mL シリンジ)
③カニューレ固定用の紐, または気管切開チューブホルダー
④潤滑剤
⑤切れ込みガーゼ
⑥吸引装置と吸引カテーテル
⑦換気用具(バッグバルブマスクまたはジャクソンリース)
⑧生体監視モニター
⑨個人防護具(手袋, マスク, エプロン, ゴーグル)
⑩カフ圧計

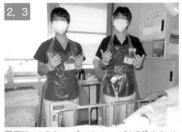
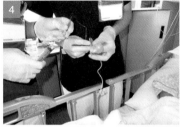
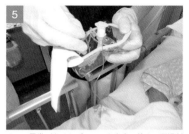

②医師から患者に, 今からチューブを交換すること
を説明し, 心電図や呼吸音, SpO₂をモニタリン
グする.
③医師とともに手指消毒を行い, 個人防護具を装着.

新しい気管チューブのカフにエアーを注入し, カフ
の破れなどによるエアー漏れがないか確認.

カフに異常がなければエアーを完全に抜き, 潤滑剤
をチューブの挿入部に塗布する.

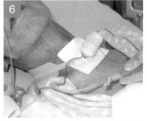
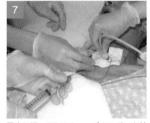
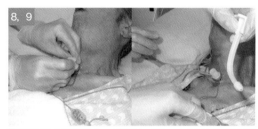

口腔や気管チューブ内, カフ上部吸引シ
ステムがあるチューブであれば, カフ上
部の吸引を行う.

固定の紐, またはチューブホルダーを外
し, カフの空気を抜く.

⑧医師が挿入されているチューブを抜く. カニューレを抜いた刺激で気管
孔から気道分泌物が出てくることがあるので, 必要であれば吸引する.
⑨医師が新しいチューブを挿入. 挿入後, スタイレットを抜去する.

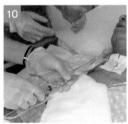
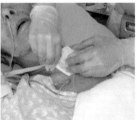
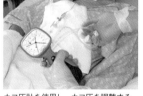

カフにエアーを注入し, 紐またはチューブホルダーで固定する. 切り込みガー
ゼを使用する際は, ガーゼを挿入し固定する.

カフ圧計を使用し, カフ圧を調整する.

最後に

- 呼吸状態(呼吸様式や呼
  吸回数), バイタルサイン,
  SpO₂を測定し, 患者の全
  身状態や苦痛の有無を確
  認. 患者に処置が終了し
  たことを説明し, ねぎら
  いの言葉をかける.
- ベッド周囲を整え, 物品
  の片付けを行う.

気管切開患者にはコミュニケーションの工夫を行い離脱準備する

富山県立中央病院 ICU主任　集中ケア認定看護師・特定行為研修修了看護師　**蔵 サユリ**

発声以外の意思伝達方法には，筆談や指文字，文字盤などがある．訓練中は呼吸状態を観察し，吸引など対応できるよう準備しておくべし．

発声以外の意思伝達方法の工夫

発声によるコミュニケーションが取れないことは，患者にとって非常に苦痛なことです．伝えたいことが伝わらないことで，いらだちや怒り，孤独感や不安など，ストレスフルな状況に置かれています．

まずは，患者のそばで寄り添い，安心感を与えること，そして患者の訴えを理解したいという態度，共感する姿勢が何より大切だと思います．そのかかわりの中で，それぞれの患者に合った意思伝達方法を見出しましょう．

発声以外の意思伝達方法には，筆談や指文字，文字盤などがありますが，それぞれに利点や欠点があります（**表1**，**図1～3**）．それらを理解し，意思伝達方法を選択することが大切です．

スピーチカニューレの種類といつから使用する？

スピーチカニューレには，単管式と複管式があります．複管式には内筒がついていますが，単管式には内筒はありません．また，複管式にはカフがあるものとないものがあります（**図4**）．筆者の施設では主に複管式のカフなしカニューレを使用しています．

スピーチカニューレ変更の条件として**表2**があります．このような状態になったときは，スピーチカニューレに変更することを医師と検討しましょう．

変更の条件に嚥下機能や誤嚥の問題は入らないのか，と思うかもしれません．確かに，気管切開に至った疾患などによっては考慮すべきことではありますが，咽頭機能や声帯機能の低下，嚥下機能の低下はカフの影響でも生じます．

そのため，漫然とカフありカニューレのままにすることなく，なるべく早くスピーチカニューレに変更し，嚥下評価や嚥下訓練を行うことが患者の嚥下機能の維持・回復のためには必要と考えます．

発声訓練や離脱訓練でナースができること

発声するためには，口から息を吐き出すことが必要になります．気管切開患者は，気管切開孔から気管切開チューブを介した呼吸に慣れているため，スピーチカニューレに変更すると口鼻呼吸が必要になること，発声のためのバルブによる閉塞感で呼吸苦を訴えることがあります．まずはすこしずつ慣れてもらい，呼吸苦の恐怖や不安の軽減，訓練継続への励ましが必要です．

発声訓練前には，カフがあるもので行う場合はカフ上部吸引を行い，訓練中にカフ上部の貯留物が気管へ垂れ込むのを予防する必要があります．また必要であれば，チューブ内の気道分泌物も事前に吸引しておきましょ

表1　意思伝達方法の利点・欠点

	利点	欠点
筆談	• 患者の意思が的確に伝わる • 紙面を用いた場合には記載内容が残るため，意思が記録として残る	• 腕力がない，腕が動かない，ペンが持てない場合は行えない • 仰臥位では疲労が大きい
指文字	• 物品の準備が不要で簡便 • すぐに対応できる	• 1文字ごとに確認が必要であり，時間がかかる
文字盤	• 手が動かせない場合でも，看護師が文字盤をなぞり，該当する文字のときに頷くなどの合図をしてもらうことで使用可能である	• 文字を探す必要があるので，見つかりにくい場合はストレスや疲労につながる • 文字数が多い場合は時間がかかる
単語カード	• カードに伝えたい内容があれば，最も早く訴えを理解できる	• 伝えたい内容がなければ，有効ではない
読唇	• 物品の準備が不要で簡便 • すぐに対応できる	• 同音の言葉は読み取りにくい • ゆっくり，はっきりと口唇を動かしてもらえない場合は読み取りづらい • 同じ文字を聞き返すことにより，イライラ感を感じやすい • 文字数が多い場合は時間がかかる
ジェスチャー・表情	• 訴えたいことをすばやくキャッチできる • 自分の仕草に気を配ってもらっているという安心感や，信頼につながりやすい	• 意識して観察しなければ，キャッチできない • 医療者の能力により，理解に差が出る

文献1)を参考に作成

図1　筆談による意思伝達（ホワイトボードを使用）

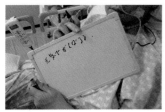

図2　文字盤を使用した意思伝達

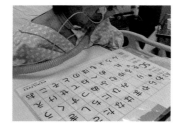

図3　筆者の施設で使用している単語カード

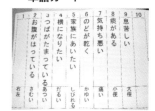

う．訓練中も呼吸状態を注意深く観察するとともに，いつでも対応できるように準備しておくことが必要です（図8）．

　発声訓練を行うためには，全身の筋力が保持されていることも必要です．とくに呼吸に関連する筋力保持は重要で，姿勢の保持ができる体力も重要です．日ごろから過度の安静は避け，全身の廃用予防，早期の安静度拡大を試みることが，ナースにもできる重要な訓練です．日常生活動作の中で，家族と協力し，声を出すことへの意欲を高め，坐位保持訓練，歩行訓練など行うことが発声訓練にもつながると感じます．

引用・参考文献
1) 道又元裕編著：人工呼吸ケア「なぜ・何」大百科．照林社，2008．
2) 道又元裕ほか編：人工呼吸管理実践ガイド．照林社，2009．
3) 片山雪子：気管切開チューブ：単管式・複管式，カフの有無，特殊形状をどう使い分ける?．呼吸器ケア，14(3)：234-241，2016．
4) 木下佳子ほか編：いざというときに困らない！人工呼吸器・気管切開まるわかり．エキスパートナース，臨時増刊11月号，照林社，2015．

図4　スピーチカニューレの種類

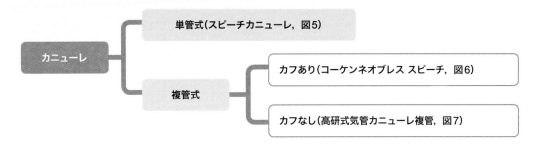

カニューレ
- 単管式(スピーチカニューレ, 図5)
- 複管式
  - カフあり(コーケンネオブレス スピーチ, 図6)
  - カフなし(高研式気管カニューレ複管, 図7)

図5　スピーチカニューレ

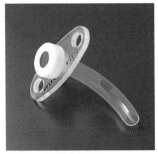

©2020　KOKEN CO., LTD.
(写真提供：高研)

- 人工呼吸器に接続することはできない(人工呼吸器使用時は他のチューブに入れ替えが必要)
- カフがないので, 咽頭機能が低下していると, 唾液が気管に垂れ込み, 誤嚥のリスクがある

図6　コーケンネオブレス スピーチ

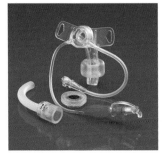

©2020　KOKEN CO., LTD.
(写真提供：高研)

- 内筒を外しワンウェイバルブを接続すると発声できる(カフエアーは抜かなくても発声できる)
- 内筒を入れることで, 人工呼吸器に接続することが可能(内筒と外筒の隙間からガス漏れが生じるため, 厳密な呼吸管理が必要な場合は他のチューブに入れ替えが必要)
- 患者の発声訓練用として使用できる

図7　高研式気管カニューレ複管

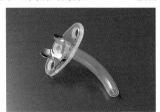

©2020　KOKEN CO., LTD.
(写真提供：高研)

- 内筒を外し, カニューレ口を指で塞ぐことで発声できる
- 人工呼吸器に接続することはできない
- カフがないので, 咽頭機能が低下していると, 唾液が気管に垂れ込み, 誤嚥のリスクがある
- 気道分泌物が多く, チューブ内が閉塞しやすい患者に使用する(内筒を外して洗浄できる)

図8　発声訓練中の様子(STによるもの)

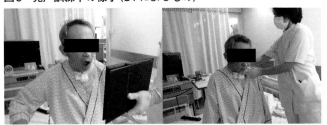

すぐに吸引できるよう準備して実施している.

表2　スピーチカニューレに変更するための条件

①意識が清明で自発呼吸があること
②人工呼吸器を離脱していること

小児のおきて1

身体をよく動かす小児では，チューブの固定に注意する

東京都立小児総合医療センター PICU主任　集中ケア認定看護師　**三浦規雅**

小児は活発で計画外抜去のリスクがあり，気管チューブや呼吸回路，人工鼻の固定には工夫が必要．マジックテープや紐などで，容易に外れない，負担が軽減できる固定を行うべし．

気管切開をしている小児では，気管チューブの固定は成人に比べより注意が必要です．小児は，発達段階から自ら危険回避行動をとることはむずかしいですが，その一方で，体動は活発で常に計画外抜去のリスクを伴います．

低年齢や精神発達遅滞を伴う児では，養育者や医療者の注意を引くために，自ら意図的に気管チューブを引き抜こうとする行動もみられます．そのため，チューブや呼吸器回路の固定にはひと工夫必要となります．

図1　カニューレホルダーによる固定

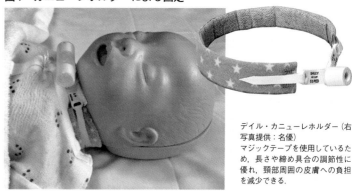

デイル・カニューレホルダー（右写真提供：名優）
マジックテープを使用しているため，長さや締め具合の調節性に優れ，頸部周囲の皮膚への負担を減少できる．

カニューレホルダーによる気管チューブの固定

マジックテープを使用したカニューレホルダーは，長さや締め具合の調節性に優れ，頸部周囲の皮膚への負担を減少させることができます（**図1**）．ただし，マジックテープの劣化によるゆるみには注意が必要です．

紐を用いる方法もあります．これは，不意に外れることが少ない利点がありますが，皮膚への食い込みによる苦痛や褥瘡を生じやすく，緊急時にすみやかに外すことができないなどの欠点があります．

たすき掛けによる気管チューブの固定

カニューレホルダーでの固定に加えて，気管チューブフランジにもう1本紐を通し，両脇から背中側に回して固定する方法です（**図2**）．仰け反りや激しい首振りがあっても気管チューブの位置が安定しており，固定性に優れ，気管チューブ先端刺激に起因する気管肉芽や潰瘍形成の予防にも効果があると考えられます．

頸部や体幹への呼吸器回路の固定

　頸部や体幹に紐やマジックテープを用いて呼吸器回路を固定する方法です(**図3**).寝返りや歩行などでの呼吸器回路による気管孔への負荷を抑え,計画外抜去を予防します.

　体動の活発でない児でも,車椅子などへの移乗や体位変換時などで生じる呼吸器回路による気管孔への負荷の軽減にも効果的です.

人工鼻ホルダーによる人工鼻の固定

　人工鼻に布やゴムを巻きつけ,紐やマジックテープで頸部やカニューレホルダーに固定する方法です(**図4**).加湿や異物吸入の予防に必要な人工鼻の脱落や,児が意図的に外す行動を予防します.

　左右のエレメント部分を塞がないようにすることや,吸引が必要なときにすみやかに外すことができるような工夫が必要です.

図2　たすき掛けによる固定

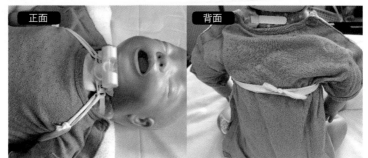

正面　背面

気管チューブフランジにもう1本紐を通し,両脇から背中側に回して固定する方法.

図3　呼吸器回路の固定

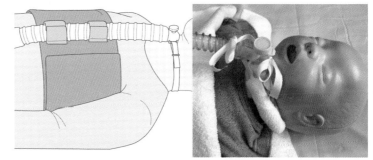

頸部や体幹に紐やマジックテープを用いて呼吸器回路を固定する方法.

図4　人工鼻の固定

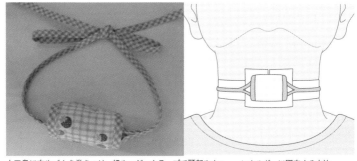

人工鼻に布やゴムを巻きつけ,紐やマジックテープで頸部やカニューレホルダーに固定する方法.

4 気管切開管理

小児の
おきて
2

低酸素に陥らないよう，早めに気道閉塞を見抜く

東京都立小児総合医療センター PICU　集中ケア認定看護師　**三浦規雅**

> 小児では気道径が小さいため，分泌物で容易に気道が閉塞してしまう．加湿と気管
> 吸引で気道閉塞を予防するとともに，閉塞のサインを見抜くべし．

小児の気道径は小さい分泌物の影響が大きい

　成人の気管径が15～20mmであるのに対して，乳児では4～5mm，幼児では6～8mm，学童期でも9～11mmという気道径となります．使用される気管チューブも，乳幼児では3～4mmと非常に細いものになります．

　したがって，少量の分泌物が気管チューブ内に付着しても，呼吸への影響は著しく，多量の分泌物では容易に閉塞します（**図1**）．

気道閉塞の予防法

1 加湿

　分泌物による閉塞を予防するためには，適切な加湿が不可欠です．通常は，人工鼻を使用して乾燥を防ぎます．人工呼吸器を用いている場合には，人工鼻もしくは加温加湿器を使用します（同時使用は禁忌です）．呼吸器回路用の人工鼻を使用する場合には，死腔とならないよう適切なサイズのものを使用する必要があります．

　呼吸器感染症に罹患したときには，気管切開用マスクを用いることで，酸素吸入濃度を維持し，十分な加湿によって分泌物による人工鼻の閉塞を予防することができます．自宅では，室内の湿度管理や水分摂取も

図1　分泌物が気管チューブ内に付着した際の呼吸への影響

	ID（内径）8mm	ID（内径）4mm
厚さ1mm程度の分泌物の付着	8mm	4mm
気道抵抗	3倍増加	16倍増加
断面積	44％低下	75％低下

気道径が小さいと，分泌物がチューブ内に付着したとき，断面積の低下の割合が大きいため，気道抵抗の増加が大きくなる．そのため分泌物が多量にあると，気管チューブは容易に閉塞する．

重要です．

2 気管吸引は挿入長を厳守しむやみに行わない

　分泌物による閉塞を予防するためには，加湿とともに気管吸引が必要です．しかし，気管吸引は苦痛を伴うため，適切なタイミングで行う必要があります．むやみに行うと，気管吸引に対する拒否反応が高まり，暴れたり泣いたりして手技も困難になります．

　気管の奥まで吸引チューブを進めて吸引することを繰り返すと，気管粘膜を損傷し潰瘍を生じ，致死的な気管肉芽や気管出血の原因となることもあります（**図2**）．小児の気管は短く，乳児では気管チューブ先端から2～3cmの位置に気管分岐部があります．あらかじめ安全な吸引チューブの挿入長を確認し，挿入長を厳守すること

図2　繰り返される気管粘膜への刺激

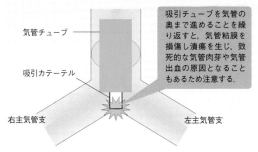

気管チューブ

吸引カテーテル

右主気管支　　　　　　　　左主気管支

吸引チューブを気管の奥まで進めることを繰り返すと、気管粘膜を損傷し潰瘍を生じ、致死的な気管肉芽や気管出血の原因となることもあるため注意する。

図3　吸引カテーテル挿入長は決めておく

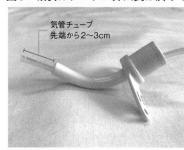

気管チューブ
先端から2〜3cm

小児の気管は短く、乳児では気管チューブ先端から2〜3cmの位置に気管分岐部がある。あらかじめ安全な吸引チューブの挿入長を確認しておく。

が長期的な安全につながります（**図3**）.

3 閉塞徴候を示すサインを見極める

　小児、とくに乳幼児では、発達段階から気管チューブの閉塞を適切に伝えることが困難です。そのため、養育者や医療者がその徴候を早期に察知することが必要です。

　気管チューブが閉塞してしまったら、すみやかに気管チューブを交換する必要があります。完全閉塞する前に、閉塞のリスク要因や閉塞徴候を示すサインを理解しておくことで、完全閉塞を未然に防ぐことができます（**表1**）.

　また、気管チューブ交換時の体位と抑制は、**図4**のような工夫を行います。

引用・参考文献
1) 守本倫子：小児の気管切開 適応と留意点. 日本耳鼻咽喉科学会会報, 115(11)：939-943, 2012.
2) 仲野敦子：小児の気管切開とカニューレ管理—長期経過観察例から考える—. 小児耳鼻咽喉科, 37(3)：281-285, 2016.

図4　気管チューブ交換時の体位と抑制

肩枕での頸部露出

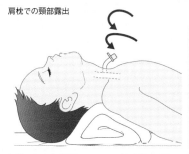

タオルによる一時的な抑制

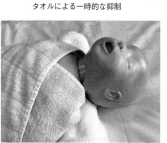

気管チューブが閉塞してチューブを交換する際は、肩枕により頸部を露出させる。またタオルなどで一時的に体動を制限する。

表1　気管チューブの閉塞サイン

閉塞のリスク要因	本人の要因	分泌物が粘稠または多量である、発熱している、水分摂取が少ない
	環境要因	乾燥した室内、室温が高い
	ケア要因	気管吸引の間隔が空いている、人工鼻や加温加湿器を用いない時間がある
閉塞徴候のサイン	本人の症状	呼吸窮迫、呼気延長、喘鳴、陥没呼吸、頻脈、発汗、不機嫌、活気がない、SpO_2低下、$EtCO_2$上昇など
	吸引	吸引チューブの先端が引っかかる感じがある
	呼吸器	呼吸器の高圧アラーム、一回換気量の減少
完全閉塞のサイン	本人の症状	顔色不良、呼吸音消失、著しい陥没呼吸、呼吸停止、意識消失、SpO_2著しい低下、$EtCO_2$波形消失など
	吸引	吸引チューブが指定された長さまで入らない
	呼吸器	呼吸器の高圧アラームが鳴り続ける

小児の
おきて
3

発達段階に合わせた
コミュニケーションを心がける

東京都立小児総合医療センター PICU副師長　集中ケア認定看護師　**新井朋子**

気管切開をしている子どもに対しても通常と同様に，個々の発達に合わせて積極的に話しかけながらコミュニケーションをとることが重要．小児における気管切開カニューレ離脱は，可能な限り生活範囲が広がる小学校入学前までに行うべし．

気管切開は，病態に合わせて医学的適応や必要性・手術時期の検討を重ね，医療者と家族で決定します．最近では，小児においても安全な管理が可能なため，QOLを上げるために，気管切開までの導入期間は短縮傾向にあります．

とくに乳児期に気管切開が行われた場合，言葉を習得する大切な時期に発声ができない状態となります．それが長期間に及ぶことで，言語発達の影響と日常生活でのコミュニケーションの支障をきたします．北野は，「気管切開後，比較的早い幼児期にカニューレを抜去，またはスピーチカニューレの装着や気管切開孔の閉鎖，気管壁からの呼気流出による発声が実現できた場合は，その後の言語や構音の発達に大きな問題を残さないことが報告されている」[1]．と述べています．

気管切開をしている小児とコミュニケーションをとる中で，小児の精神発達・知能レベルを含め，その子のふだんのコミュニケーションの方法を把握し，療養中の言語発達を阻害しないようにする必要があります．家族や医療スタッフと連携をとりながら，子どものコミュニケーションの支援をする必要があります．

言葉に加えて文字盤や絵カード，ジェスチャーを駆使する

コミュニケーションのコツ
その1

子どもは心身ともに成長発達過程にあり，気管切開をしている子どもに対しても通常の子どもと同様に，個々の成長発達に合わせて積極的に話しかけながらコミュニケーションをとることが重要です．言葉を理解できる子どもに対しては，言葉に加えて文字盤（**図1**），絵カード（**図2**）のコミュニケーションボードや，ジェスチャーを駆使してコミュニケーションをとります．

頻度の多い訴えに関しても，絵カードにしたり，子どもと合図を決め，それを医療スタッフ間で情報共有することで，訴えを迅速にキャッチすることができます．

積極的に言葉がけを行い，せかさずゆっくりと聴く

コミュニケーションのコツ
その2

気管切開をしていても発声が可能な場合がありますが，構音障害に伴って上手に話せないことがあるため，せかさずにゆったりと聴く態度を心がけます．さらに，

図1　文字盤

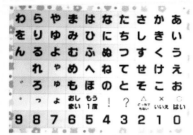

言葉を理解できる子どもに対しては，言葉に加えてコミュニケーションをとる方法として用いる.

図2　絵カード

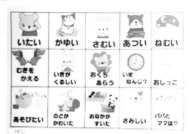

絵カードのコミュニケーションボードでも小児とコミュニケーションをとることができる.

子どもは心身の不調など自らの訴えを的確に訴えることができないこともあり，表情やしぐさも含めて察知することが重要です.

入院中になかなか言葉を発しなかった子どもが，同室患児とのかかわりの中で言葉を覚えていくという経験もあり，病状によっては病室決定の参考にする場合もあります.

喉頭気管分離や中枢神経障害などで，言語的コミュニケーションがとれない小児に対しても，視線，表情，しぐさなど非言語的コミュニケーションに加えて，積極的な言葉がけを行います.また，母親などから得た子どもの情報を得ることがコミュニケーションのコツであり，スタッフ間で情報共有することが必要です.

図3　スピーチカニューレの発声のメカニズム

吸気
発声用バルブが開くと気管切開孔から空気流入

呼気
発声用バルブが閉じて空気が声門を通過するため発声が可能

スピーチカニューレ

側孔

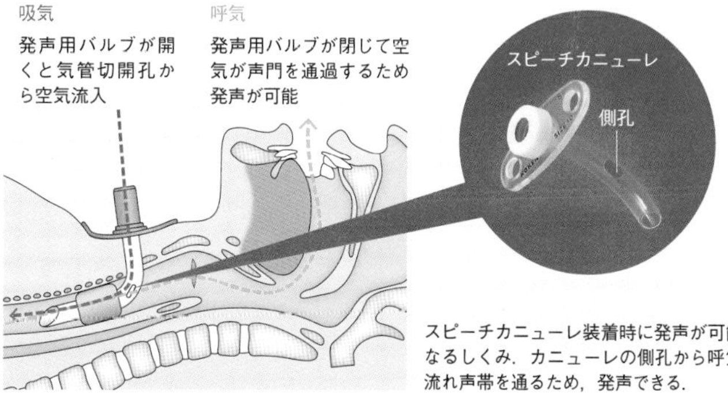

スピーチカニューレ装着時に発声が可能になるしくみ．カニューレの側孔から呼気が流れ声帯を通るため，発声できる.

文献5)を参考に作成

スピーチカニューレの適応とコミュニケーション

コミュニケーションのコツ その3

スピーチカニューレの適応となる状態は，自発呼吸がしっかりしていること，意識がクリアで発語が可能であること，誤嚥がないことです.また，声帯麻痺がある場合は，呼吸困難を起こす危険はないか評価することが必要です.

発声のメカニズムを**図3**に示します．声が出ることでコミュニケーション意欲が上がる反面，中には息を吐けないことが苦しく我慢できないことから，スムーズにスピーチカニューレに移行できないケースもあります.

気管切開カニューレ離脱の流れ

コミュニケーションのコツ その4

小児における気管切開カニューレ離脱は，可能な限り生活範囲が広がる小学校入学前までに行うようにしています.

カニューレ抜去の手順について，当院のフローを**図4**に示します．海外の報告では，当院と同様に気管支鏡で評価後，カニューレを適正サイズより1サイズダウンして24時間経過観察し，2日後に蓋をしてモニタリングで観察，問題なければカニューレを抜去し，テープで塞ぎ48時間後に退院となる方法[3]や内視鏡の結果に問題がなければサイズダウンせず一気に抜去する方法[4]があるようです.

131

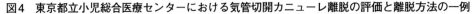

図4　東京都立小児総合医療センターにおける気管切開カニューレ離脱の評価と離脱方法の一例

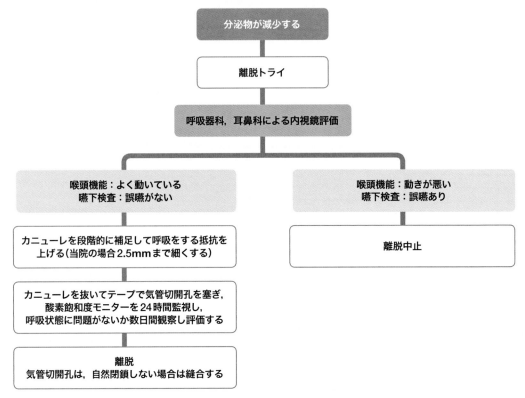

どちらにしても，子どもの呼吸状態に十分注意し，多職種との連携をとりながら，家族への説明や理解状況の把握，不安への対応などを行います．

引用・参考文献
1）北野市子：学童期に気管切開孔を閉鎖した事例の問題点と対応について．コミュニケーション障害学，26（2）：102-110，2009.
2）中沢真美：乳児期に気管切開術を受けた1幼児の言語発達．聴能言語学研究，13（1）：53-57，1996.
3）Beaton F, et al.：Trachestomy decannulation at the Royal Hospital for Sick Children in Glasgow：Predictors of success and failure. Int J Pediatr Otorhinolaryngol, 90：204-209, 2016.
4）Wirtz N, et al.：A Pediatric Decannulation Protocol:Outcomes of a 10-Year Experience. Otolaryngol Head Neck Surg, 154（4）：731-734, 2016.
5）梅﨑俊郎：気管カニューレの種類とその使い分け 第8版．高研，2014.
6）小林瑞穂：気管切開をしている子どもとのコミュニケーション．小児看護，37（10）：1287-1294，2014.

気管切開デバイス

東京都立小児総合医療センター PICU副師長　集中ケア認定看護師　**新井朋子**

カフなし

ビボナ気管
切開チューブ
カフなし

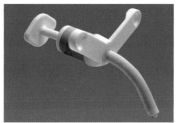

（写真提供：スミスメディカル・ジャパン）

人工呼吸器による呼吸管理の必要がなくなり，誤嚥のリスクが低い患者に使用する．小児の場合は，リークがあっても使用する．小児は気管が細いことから，内腔を確保するため，カフなしを使用することが多い．

シャイリー
気管切開
カニューレ
（小児新生児用）

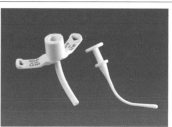

（写真提供：コヴィディエンジャパン）

カフなしチューブの一種で，気管への刺激が少ないPVC素材でできている．柔らかいが形状を維持でき，体温でさらに柔らかくなる．

カフ付き

素材がやわらかいもの

シャイリー
カフ付き
カニューレ

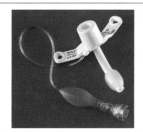

（写真提供：コヴィディエンジャパン）

カフが付いた気管カニューレはエアリークをなくし，分泌物の下気道への流入予防の目的で使用される．カフへの過剰なエアーの注入は気管粘膜への損傷の原因になるため，カフ圧計を使用し管理する．

カフ上部吸引機能付きカニューレ

コーケンダブルサクションカニューレ

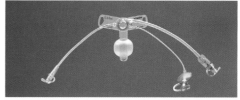

©2020　KOKEN CO., LTD.
（写真提供：高研）

カフ上部にたまった分泌物を吸引する機能付きのカニューレ．また，吸引ルーメンが2本あり，カフ上部およびカニューレ下部に貯留した分泌物の吸引ができるカニューレもある．サイズは6mmくらいからで小さいサイズはない．

単管	複管
単管式，複管式のタイプ両方にカフ付きとカフなしがあり	

| コーケンネオブレス
単管タイプ
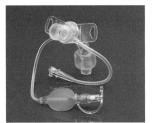
©2020　KOKEN CO., LTD.
（写真提供：高研） | コーケンネオブレス
複管タイプ
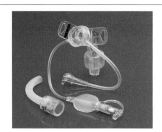
©2020　KOKEN CO., LTD.
（写真提供：高研） |
| 側孔や内筒がないタイプで管が一重．急性期，慢性期ともに使用されていて，人工呼吸器で呼吸管理をする場合に適している．分泌物により閉塞するとチューブごと交換が必要． | 内筒と外筒の二重管式の気管切開チューブ．チューブが閉塞した場合，内筒を外して洗浄や交換が可能であるため，チューブごと交換する必要がなく頻繁に閉塞する場合に適している．二重になっているため内腔が狭くなりやすい． |

特殊カニューレ

気管切開NEO 固定式 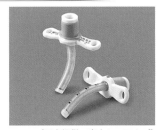 （写真提供：富士システムズ）	スピーチ カニューレ 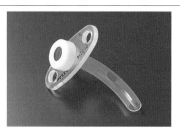 ©2020　KOKEN CO., LTD. （写真提供：高研）
患者の体形・体格に合わせて長さの調節が可能．適度な柔軟性と圧迫によるつぶれを予防するため，らせん入りのシリコン製となっている．	発声可能なカニューレで自発呼吸があり，意識レベルの低下がなく，咽頭機能が残っている場合に使用可能．カニューレに側孔が付いており，呼気時に一方弁の発声バルブを使って声を出すことができる．

※近年，多種多様な気管切開カニューレが普及している．患者の用途や目的，体形・体格によって適切なものを選択し使い分けることで安全な呼吸管理を行うことができる．

固定用具

デイルカニューレ ホルダー 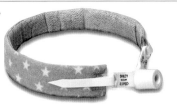 （写真提供：名優）	手作り カニューレ ホルダー 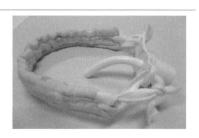
ラテックスフリー．マジックテープになっており簡便に装着でき対象の頸部のサイズによって長さを調整できる． リユースすることでマジックテープの効果がなくなるため，単回使用となっている．	家族，看護者などが患者に合わせて手作りで作成している．写真のようにカニューレとバンドを紐で固定するように工夫している．リユースであるためカニューレの固定部分は紐を使用している．紐は，毎回交換する．

そのほか

トラックウェッジ 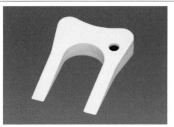 （写真提供：スミスメディカル・ジャパン） 呼吸器回路や人工鼻を気管切開チューブのコネクタから取り外すための器具．力を使わずに取り外すことができるため，気管切開孔への負荷を軽減し，計画外抜去の予防にもつながる．	カテーテルマウント 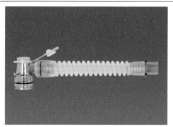 （写真提供：スミスメディカル・ジャパン） 呼吸器回路のテンションやねじれを緩和するための器具．スイベル付きでより自由度の高いものもある． 患者が動いても気管切開孔への負担を軽減し，計画外抜去の予防にもつながる．

第5章

人工呼吸器装着患者の早期離床とウィーニング

Part 1
早期離床のためのポイント

Part 2
やさしい人工呼吸器離脱の進め方

1 ICUでの離床の考え方・方向性はどう変わる？
早期離床チームづくりと看護師の役割

Critical Care Research Institute 代表　**道又元裕**

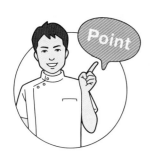

Point

- 早期離床・リハビリテーション加算では，特定集中治療室に入室した患者に対し，多職種のチームによる総合的な離床の取り組みを行った場合に評価される．

- 看護師は，実践者としてのスキルを提供する役割と，チーム医療の多職種をつなぐ中心的役割を担う．

- 今後はプロトコルの作成と導入が始まり，人工呼吸器装着期間，転床した後のADL，退院時の状態，院内死亡率，ICU再入室率などの患者アウトカムの改善が焦点となる．

早期離床・リハビリテーション加算とは

平成30年診療報酬改定では，特定集中治療室(ICU)における多職種による早期離床・リハビリテーションの取り組みにかかわる評価として，早期離床・リハビリテーション加算(1日につき500点)が新設されました．「算定要件」と「施設基準」は**表1**のとおりです．

一方，特定集中治療室管理料1および2の施設基準に，専門性の高い看護師の配置の要件が設けられました．専門性の高い看護師の配置は，集中治療を必要とする患者の看護に従事した経験を5年以上有し，集中治療を必要とする患者の看護にかかわる適切な研修を修了した専任の常勤看護師を当該治療室内に週20時間以上配置することです．しかし，その基準が整うまでの「経過措置」

も設けられています．その条件は，**表2**のように示されています．

新設された「早期離床・リハビリテーション加算」の施設基準では，早期離床・リハビリテーションにかかわるチーム専任の常勤理学療法士および常勤作業療法士が必要です．しかし，疾患別リハビリテーション料において，2名以上の専従の常勤理学療法士または2名以上の専従の常勤作業療法士の配置を要件としているものに限って，専従者1名について兼任してもよいとされています．

多職種によるチームで総合的な離床の取り組みを

以上の診療報酬における算定ルールを前提とした早

表1　特定集中治療室管理料：早期離床・リハビリテーション加算

算定要件	① 特定集中治療室入室後早期から離床に向けた取組が行われた場合に，14日を限度として所定点数に加算する． ② 特定集中治療室に入室した患者に対し，患者にかかわる医師，看護師，理学療法士，作業療法士，臨床工学技士等の多職種と早期離床・リハビリテーションにかかわるチームとによる総合的な離床の取組を行う． 　1）チームは，当該患者の状況を把握・評価した上で，当該患者の各種機能の維持，改善又は再獲得に向けた具体的な支援方策について関係学会の指針等に基づき患者が入室する治療室の職員とともに計画を作成する． 　2）当該患者を診療する医師，看護師，理学療法士，作業療法士，臨床工学技士等が，チームと連携し，当該患者がICUに入室後48時間以内に，当該計画に基づく早期離床の取組を開始する． 　3）チームは，当該計画に基づき行われた取組を定期的に評価する．
施設基準	① 特定集中治療室内に，以下から構成される早期離床・リハビリテーションにかかわるチームを設置すること． 　1）集中治療の経験を5年以上有する専任の医師 　2）集中治療に関する経験5年以上及び適切な研修を修了した専任の常勤看護師 　3）特定集中治療室等を届け出ている病院において5年以上の経験を有する専任の常勤理学療法士又は専任の常勤作業療法士（ちなみに，理学療法士，作業療法士に関しては，特定集中治療室等を有する保険医療機関での経験が5年に満たない場合は，回復期リハビリテーション病棟に専従で勤務した経験と合わせて5年以上であっても差し支えありません） ② 特定集中治療室における早期離床・リハビリテーションに関するプロトコルを整備し，定期的に見直すこと． ③ 心大血管疾患リハビリテーション料，脳血管疾患等リハビリテーション料又は呼吸器リハビリテーション料にかかわる届出を行っている保険医療機関であること．

表2　経過措置

平成30年3月31日において，現に特定集中治療室管理料1又は2にかかわる届出を行っている保険医療機関については，
①平成31年3月31日までの間に限り，当該規定を満たしているものとする．
②平成32年3月31日までの間は，特定集中治療室等において，6年以上の勤務経験を有する看護師が配置されていれば，当該規定を満たしているものとする．

期離床・リハビリテーション加算は，特定集中治療室に入室した患者に対し，早期離床・リハビリテーションにかかわる多職種のチームによる総合的な離床の取り組みを行った場合の評価であるというように理解できます．

　具体的には，早期離床・リハビリテーションチームは，患者の状況を把握・評価しながら呼吸機能，循環機能，運動機能，摂食嚥下機能，消化吸収機能，排泄機能，そのほかの各種機能の維持，改善または再獲得に向けた具体的な支援方策に関して，ICUのメディカルスタッフ（医師，看護師，理学療法士，作業療法士，臨床工学技士など）が連携し，患者がICU入室してから48時間以内に，実践的計画に基づいて早期離床の取り組みを開始することです．

　また，早期離床・リハビリテーションチームは，計画に基づき行われた取り組みを定期的に評価することも必要です．そして，これらの取り組み内容は実施時間とともに診療録などに記載することが義務づけられています．

急性期では管理体制の変革が求められている

　厚生労働省は2014年に「急性期から亜急性期，回復期等まで，患者が状態に見合った病床でその状態に相応しい医療を受けることが可能となるよう，急性期医療を中心に人的・物的資源を集中投入し，入院期間を減らして早期の家庭復帰・社会復帰を実現するとともに受け皿となる地域の病床や在宅医療・在宅介護を充実させていく必要性」を直近の未来構想として示しました．今や，急性期の医療サービスの趨勢は，DPC導入，重症度・医療・看護必要度の基準変更（ICU・一般病棟患者入室基準厳正化）をはじめ諸変化に伴い，急性期病床の減少化，病床稼働・回転率の向上，在院日数の短縮，手術件数の増加，「早期回復」が命題となっています．

　要するに，これらからICU（集中治療室）をはじめとするクリティカルケア部門や急性期病院の一般病床においては，医療サービスの実践と管理体制に急進的変革を求めていることが明白だということです．したがって，医療経済の基盤に準拠しながら，優れた医療サービスを提供し，実践レベルのサービスの質を向上させるための戦略を組織と組織員が構築する必要があります．しかし現実の臨床の場では，患者の高齢化・重症化，病床稼働・回転率向上のむずかしさ，必要なマンパワー不足と多重課題などの問題を有しています．

5 早期離床

超早期であっても離床の介入が必要

その中で，ICUでの早期離床・リハビリテーションは，従来の安定回復期のリハビリテーションとは異なり，対象となる疾病・状態は外科，内科などの領域を問わず推進・拡大することが求められています．それは，患者の全身状態が安定し，患者が自らリハビリテーションを始めることが可能となってからの介入ではなく，超早期であっても介入の余地があればすみやかに開始することが必要です．そのため，早期回復援助の戦略・実践が急務であり，必然的に求められているということです．

背景には医療経済問題がありますが，早期離床を実現することによって，不要な臥床による肺炎などの合併症の廃用による連鎖的機能低下，2次的合併症を予防（ICU-AW：神経疾患を伴わない重度の筋力低下，PICS：集中治療後症候群→認知機能障害など）できることが明らかとなったのが大きいはずです．不要な連鎖的合併症の発生を予防するためには，多職種によるチーム医療が不可欠と考えます．

単一の職種ばかりが専門領域のパワーを駆使すると，限界があるばかりか，余計に増悪してしまうケースも経験します．全身・局所管理，モニタリング，アセスメント，合併症の予測，開始と中止および過程の評価（安全と危険の判断，効果の評価），機能回復のためのスキル，Qualityを前提とした患者の将来展望などについて，多職種が協働・共同のもとにリハビリテーションを提供することが重要です．

看護師はスキル提供と 多職種をつなぐ役割を担う

もちろん，急性期における患者の回復プロセスは決して楽なものではなく，さまざまな困難を乗り越えて行かねばなりません．その道のりの結果を握る要素は複数ありますが，中でも早期離床へ導くリハビリテーションの介入は，最重要ポイントといえるでしょう．

そこで，患者との距離が最も近い看護師は，実践者としてのスキルを提供する役割のみならず，チーム医療の多職種をつなぐ中心的役割をも担っているといえます．したがって，患者を早期回復へと導く早期離床・リハビリテーションにも精通していることが不可欠だと断言します．

ICUで医療サービスを受ける患者のリハビリテーショ

ンの多くは，看護師とリハビリテーション部の理学療法士との共同で行われることが多いのではないでしょうか．とくに人工呼吸器を装着している患者の場合，リハビリテーション中はいくつも安全管理上のリスクに注意しながらの実践が求められます．そこで，ICUで看護師と理学療法などのセラピストをはじめとした各専門職の業務特性も考慮しながらの共有，連携，協同，共同がポイントになります．実践の場で前提となるスタンスとして，関係する人々の間の尊重と客観的な牽制が最も重要です．

ICU離脱に向けたABCDEFバンドル

近年，集中治療関連領域では，ICUからの離脱に向けたABCDEFバンドルが紹介され，実践の一端が学会などでも報告されて，注目を浴びています．米国の集中治療医学会SCCMはICU離脱（ICU Liberation）というキャンペーンの中で，「ABCDEFバンドル」を紹介しました．

「ABCDEFバンドル」とは，表3を推奨する「バンドル（束）」を意味しています．最近では，ICU入室患者における長期予後の改善を目指す包括的方策として，「G：良好な申し送りと伝達」と「H：PICSやPICS-Fに関する書面における情報提供」を加えたABCDEFGHバンドルも紹介され，2018年度の診療報酬改定に「早期離床・リハビリテーション加算（1日につき500点）」が新設された経緯があります．

しかしこれらの実践方法は，実はいまだしっかりと確立しているわけではありません．今後は，実践を通じて診療報酬の算定に見合うことのエビデンスとなる成果が求められると思いますし，そうでなければお金は取れませんよね．

専門分野を活かした対等な コミュニケーションが必要

つまり，早期離床とリハビリテーションは今後，プロトコルの作成と導入が始まり，人工呼吸器装着期間，ICUおよびICUから一般病床へ転床した後のADL，退院時の状態，ICUと院内死亡率，ICU再入室率，経済効率などの患者アウトカムの改善がもたらされた否かが重要な焦点となるのでしょう．

他方，ICUの医療と看護は，早期離床とリハビリテーションを通してチーム医療を行うことで，医療の効率化

ICU-AW：ICU-acquired weakness，ICU関連筋力低下　　PICS：post intensive care syndrome，集中治療後症候群
SCCM：Society of Critical Care Medicine，米国集中治療医学会

とアウトカムの改善につながることや，種々発生する問題に対する解決策のヒントがあるかもしれません．また，医療者自身のモラル，医師と看護師，そのほかのコメディカルによる協調的コラボレーションも向上してゆくことも期待できます．

　チーム医療におけるチームリーダーはもちろん医師ですが，それぞれの専門分野では各スタッフが医師と対等な立場で所見を述べ，コミュニケーションを密にすることにより，患者にとって最も効果的な治療法や方針が検討され，それが実践されてゆく環境が創成されるといいですね．

時代の要請に応じた看護を

　今後，ICUではスタッフが高度な専門性を発揮するチーム医療の必要性はますます高くなっていくことでしょう．時代の要請に応じた看護のあり方，医師や他のメディカルスタッフとの連携のあり方の検討，看護知識の増加，看護技術の発達，看護教育の高度化などにより看護師の知識・技能が向上してほしいと思います．今回の早期離床，リハビリテーションの推進は，チーム医療の推進と，このような状況をさらに強める要因となるかもしれません．

表3　ABCDEFバンドル

A	痛みの評価と予防・管理
B	覚醒トライアルと自発呼吸トライアル
C	鎮痛鎮静薬の選択
D	せん妄の評価と予防・管理
E	早期離床・運動
F	家族介入

最近では，ICU入室患者における長期予後の改善を目指す包括的方策として，G：良好な申し送りと伝達とH：PICSやPICS-Fに関する書面における情報提供を加えたABCDEFGHバンドルもある．

　チーム医療を前提として，患者のニーズに応じて，よりよい医療・看護サービスを提供していくためには，看護師は，ほかの医療関係職種とともに，それぞれの専門性を十分に発揮しながら，相互の信頼関係の下に密接に連携することが重要です．看護師は，患者の生活の質の向上を目指し，療養生活支援の専門家として知識・技能を高め，的確な看護判断を行い，適切な看護技術を提供していくことがいつも，いつも，ずっと，ずっと求められ続けることでしょう．

2 早期離床プロトコルとは？

公立陶生病院 集中治療室 看護師長　集中ケア認定看護師　**濱本実也**

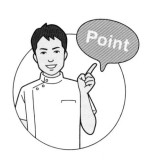

Point

- 早期離床プロトコルは，早期離床の標準化と質の向上を目的に，安全かつ確実に実行するための手順や約束事を定めたもの．

- プロトコル作成の際は，現状の分析やリスク管理について検討する．

- 実施にあたってはリハビリカンファレンスを行い，目標設定，開始基準/中止基準，役割分担などをチームで検討する．

今回新設された特定集中治療室における「早期離床・リハビリテーション加算」の算定には，一定の基準を満たす医療従事者によるチームの設置，プロトコルの整備が必要となります．この加算は，これまで早期離床を進めてきた施設にとっては大きな追い風になるでしょうし，着手できていなかった施設にとっては，開始に必要な情報を得るための好機になると考えられます．

ただし，「重症患者を誰でも同じように離床させる」ということではありません．介入にはリスクも伴います．そもそも，早期離床・リハビリテーションが適切な症例であるか，実施のタイミングや内容はどうかなど，安全に進めるための評価と環境調整が不可欠です．そのことをふまえ，ここでは「早期離床プロトコル」を作成するための具体的な方法や視点について，紹介します．

プロトコルの意味と意義

早期離床プロトコルとは，複数の人が早期離床を安全かつ確実に実行するための手順や約束事について定めたものです．つまり，プロトコルには単なる手技や順序だけでなく，アセスメントの視点やリスク回避のための観察，問題解決に必要な行動にいたるまで，必要最低限の内容が示されていることが望ましいといえます．

プロトコル導入により，早期離床の標準化と質の向上，評価の統一などが期待できますが，患者の状況によっては，プロトコルに沿って行うことが適切ではない場合もあります．当該患者にとって，離床を進めることは有益か，どのような方法で進めることが最適か，十分検討したうえでプロトコルの適応を決定する必要があります．

表1　有害事象のアセスメントに必要な視点

- **全身状態悪化の可能性**
  コントロール不良の問題(呼吸, 循環, 感染, けいれんなど)
- **合併症にかかわるリスク**
  臥床期間(リハビリテーション導入までの期間)
  意識障害(意思疎通の状況, 鎮静深度, 判断力)
  感覚障害
  疼痛, 疼痛の原因
  拘縮や変形, 運動機能障害
  チューブ類の留置
  補助具の有無
- **リハビリテーション目標やリスクの説明と同意**

プロトコル作成の始め方

1 現状分析

わが国の集中治療室におけるリハビリテーションは, 周術期に限ってみても, 内容や実施状況, 体制などの施設間の差が大きいのが現状です[1]. プロトコルを作る際には, 現在施設で実施しているスタンダードなリハビリテーションを明らかにし, 共通認識したうえで, 文献などで推奨されている内容に肉付け・修正していくとスムーズに作成できます. 施設データをもとに作るので, 施設の現状に合った無理のないプロトコルが作成できます. また, チームで検討することで, それぞれの職種が何を目標にし, 何に問題を感じているのか相互理解を図るよい機会となります.

2 リスク管理の必要性と対策

重症患者に対するリハビリテーションを実施する場合には, 安全性について少なくとも以下の3つの側面から検討する必要があります. ただし, 有害事象をおそれて積極的にリハビリテーションが行えないようでは, 患者の機能回復を妨げる可能性がありますし, 過度な安全対策を講じると多大な業務負担につながるかもしれません. 効果的かつ効率的にリスクを把握し, 対応できるよう準備しておく必要があります. 広義には, これらもプロトコルの一部として組み込むことが望まれます.

①有害事象の予防

具体的な有害事象を察知・アセスメントするために必要な視点について, **表1**にまとめます.

②発生による患者への影響を最小限にする

中止基準については後述しますが, 有害事象が発生した場合にどう対応すればよいのか, 具体的にイメージしておく必要があります. バイタルサインが変動したら, どの程度まで許容するのか? すぐに回復した場合は経過観察でよいのか? 胸痛や呼吸困難などの自覚症状が出現した場合は? チューブ抜去が起こったら? さまざまなシチュエーションに対応できるよう, リハビリテーションチームで事前にシミュレーションしておくことが重要です.

③再発予防

再発予防や有害事象に対するアセスメント力を高めるためにも, どのような症例で何が起こったのか, リハビリテーションの内容や対応を含めてデータを集積することが重要です. 少なくとも, チーム内で(直接リハビリテーションにかかわらなかったスタッフにも)有害事象や予防策を周知できるシステムや工夫が必要です.

プロトコルに何を盛り込む? どう検討する?

診療報酬上, プロトコルの構成要素は規定されていません. 各施設の患者の重症度や状況によって内容は異なると思いますが, 患者の安全性や質を担保するためには, 以下の内容を検討する必要があると考えています.

1 リハビリカンファレンスと情報共有

チームで介入するので, 患者の状況や介入内容などを事前に共有する必要があります. チームが一同に会して検討できれば言うことはありませんが, むずかしければメンバーの一部で検討し, その内容がわかるようカルテに示すこと, そして確認したメンバーが意見を述べることができるしくみを持つことが重要です.

表2に情報共有の項目例を示します. たとえば, PTが常駐しているICUであれば, 状況に応じて介入のタイミングを計ることも可能ですが, そうでなければ, いつ, 何を, どの程度行うのかなど, 患者の1日のスケジュールをふまえて計画を立てておく必要があります. 患者の希望で「家族の面会に合わせて歩行する」, 看護ケアと調整し「車椅子移乗のタイミングで足浴」あるいは, 「侵襲的な処置があるため, 処置4時間後の16時を予定」など, 具体的に調整します. また, 時間に合わせて鎮静薬をコントロールしたり, 事前の疼痛緩和を図ったりします. 当院では, 理学療法士の常駐体制をとっていないため, 朝の引き継ぎのタイミングで, 治療・看護ケアとの調整や離床プランについて多職種で検討する機会を

表2　情報共有の項目例

- ・患者の状態
  - 疾患・病態，バイタルサインの変動など経過（身体状態）
  - 患者の意志・意欲，せん妄の有無など（精神状態）
  - 生命維持装置の有無や設定，各種留置物など（外的要因）
- ・離床に向けての課題・調整
  - 主治医の許可
  - 鎮静・鎮痛コントロール
  - ルートの固定・安全性の確保
  - 安全確保に必要なスタッフ数と人員確保
- ・前日のリハビリテーションの状況
  - 問題の有無
  - リハビリテーション後の患者の離床状況
- ・当日のリハビリテーションの内容・強度

図1　離床プランを多職種で検討

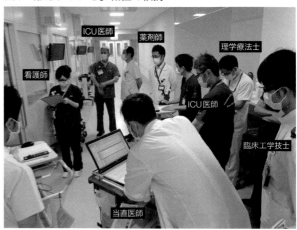

理学療法士がICUに常駐していない場合，朝の引き継ぎのタイミングで多職種で離床プランを検討する機会を設けている．

表3　Adlerらによるリハビリテーションの中止基準

心拍数	血圧
● ＞70％ PMHR（予測最大心拍数）	● 収縮期血圧（SBP）＞180mmHg
● ＞20％ 安静時心拍数の低下	● 収縮期血圧（SBP）/拡張期血圧（DBP）＞20％減少起立性低血圧
● ＜40回/分，＞130回/分	● 平均血圧（MBP）＜65mmHg　＞110mmHg
● 新たな不整脈の出現	● 新たな昇圧薬の使用，または増量
● 新たな抗不整脈薬の使用	
● 新たな心筋梗塞（心電図or心筋酵素）	
SpO₂	**呼吸数**
● ＞4％ 低下	● ＜5回/分，＞40回/分
● ＜88～90％	
人工呼吸器	**覚醒／興奮，症状**
● F₁O₂≧0.6	● 鎮静または昏睡　RASS≦－3
● PEEP≧10	● 興奮により鎮静薬の追加・増量が必要　RASS≧2
● 患者と人工呼吸器の非同調	● 強度の労作時の呼吸困難
● assist-control（AC）へのモード変更	● 患者の拒否
● 不確定な気道（チューブ抜去の危険または抜去）	

Adler J, et al. : Early Mobilization in the Intensive Care Unit: A systematic Review.
Cardiopulm Phys Ther J, 23 (1) : 5-13, 2010. より作成

設けています（**図1**）.

　情報共有は，評価や修正を行ううえでも必要です．多角的に評価するためにも，リハビリテーション終了後の患者の反応や全身状態の変化など，意図的に記録を残します．

2 目標

　重症患者の目標は，病態によって大きく異なります．プロトコルに沿って進めるとはいっても，一律ではなく個別に目標設定を行うことが重要です．また，リハビリテーションは集中治療室で完結するものではありませ

ん．目標設定の際は，最終的な目標（長期目標）をふまえて，短期目標を設定する必要があります．また，この目標は患者とも共有することが重要です．「本人の希望」「家族の希望」そして「リハビリテーションの目標」が一目でわかるような「計画書」などがあると共有しやすくなります．

3 開始基準，中止基準

　一定の基準をもつことは，リハビリテーションの標準化を図るうえで非常に重要です．Adlerら[1]は，2000～2011年に報告された10文献より22項目からなる中止基準を示しています（**表3**）．彼らがレビューした文献の多

PMHR：predicted maximum heart rate，予測最大心拍数　　AC：assist/control，補助/調節換気　　SBP：systolic blood pressure，収縮期血圧
DBP：diastolic blood pressure，拡張期血圧　　MBP：mean blood pressure，平均血圧　　SpO₂：percutaneous oxygen saturation，経皮的動脈血酸素飽和度
F₁O₂：fractional of inspired oxygen，吸入気酸素濃度　　PEEP：positive end-expiratory pressure，呼気終末陽圧

表4　日本集中治療医学会によるリハビリテーションの開始基準

	指標	基準値
意識	Richmond Agitation Sedation Scale (RASS)	−2≦RASS≦1 30分以内に鎮静が必要であった不穏はない
疼痛	自己申告可能な場合，NRSもしくはVAS 自己申告不可能な場合，BPSもしくはCPOT	NRS≦3もしくはVAS≦3 BPS≦5もしくはCPOT≦2
呼吸	呼吸回数(RR) 酸素飽和度(SaO_2) 吸入酸素濃度(FIO_2)	<35回/分が一定時間持続 ≧90%が一定時間持続 <0.6
人工呼吸器	呼気終末陽圧(PEEP)	<10cmH$_2$O
循環	心拍数(HR) 不整脈 虚血 平均血圧(MAP) ドパミンやノルアドレナリン投与量	HR≧50拍/分もしくは≦120が一定時間持続 新たな重症不整脈の出現がない 新たな心筋虚血を示唆する心電図変化がない ≧65mmHgが一定時間持続 24時間以内に増量がない
その他	ショックに対する治療が施され，病態が安定している SATならびにSBTが行われている 出血傾向がない 動くときに危険となるラインがない 頭蓋内圧(ICP)<20cmH$_2$O 患者または患者家族の同意がある	

元の血圧を加味すること，各数字については経験論的なところもあるのでさらに議論が必要である．

(日本集中治療医学会早期リハビリテーション検討委員会：集中治療における早期リハビリテーション―根拠に基づくエキスパートコンセンサス―．
日本集中治療医学会雑誌，24(2)：279，2017.より引用)

くは人工呼吸中の患者が対象であっため，この基準には呼吸循環の指標だけでなく，鎮静深度や人工呼吸器の設定などの評価指標が含まれています．わが国では，2017年に日本集中治療医学会早期リハビリテーション検討委員会[3)]は「エキスパートコンセンサス」を作成し，積極的な運動を行うべきでない状態，開始基準(**表4**)や中止基準(**表5**)などを具体的に示しています．そのほか，心不全や虚血性心疾患，脳梗塞や心臓血管外科術後など，患者の状態に応じた基準も多数報告されており，これらを参考にチームで共通の基準を作成することが重要です．

一方，患者の状況によっては基準に幅を持たせる(多少の修正を行う)こともあります．心機能や呼吸機能，baseのVSや運動負荷による変化など，リハビリカンファレンスで患者の状態を十分に評価したうえで，基準が患者に適しているか(現実的か，安全か，など)を確認し，必要に応じて修正します．

4 実施内容と役割分担

「端坐位」「立位」「足踏み」「歩行」など，具体的な内容を段階的に示します．歩行距離は「50m」「100m」など徐々に延長し，クリアした場合のADL拡大範囲も明確にしておくと患者にもわかりやすく達成感を感じやすいというメリットがあります．

離床においては，患者の状態に応じた人員確保と役割分担が必要です．人工呼吸器装着中であれば医師や臨床工学技士，左右にルートやドレーンがあれば複数の看護師など，患者の安全性を担保するために必要な人員を確保します．

5 中止基準に適合した場合の対応

先に述べましたが，中止基準に適合した場合にどのように対応すべきか事前に理解しておく必要があります．バイタルサインのふらつきや軽度な症状であれば，いったん中止して改善を待てばよいかもしれませんが，ただちに対処が必要なものもあります．重篤な循環不全や呼吸不全，とくにデバイスのトラブル，たとえば挿管チューブや胸腔ドレーンの抜去などが発生した場合には，緊急対応が必要になります．

RASS：Richmond Agitation-Sedation Scale，リッチモンド興奮・鎮静スケール　　NRS：Numerical Rating Scale，数値評価スケール
VAS：Visual Analogue Scale，視覚的アナログスケール　　BPS：Behavioral Pain Scale，痛みの評価スケール
CPOT：Critical-Care Pain Observation Tool　　SaO_2：arterial oxygen saturation，動脈血酸素飽和度
HR：heart rate，心拍　　SAT：spontaneous awakening trial，鎮静覚醒トライアル　　SBT：spontaneous breathing trial，自発呼吸トライアル
ICP：intracranial pressure，頭蓋内圧　　MAP：mean arterial pressure，平均血圧

表5　日本集中治療医学会によるリハビリテーションの中止基準

カテゴリー	項目・指標	基準値	
全体像 神経系	反応 表情 意識 不穏 四肢の随意性 姿勢調節	明らかな反応不良状態の出現 苦悶表情，顔面蒼白・チアノーゼの出現 軽度以上の意識障害の出現 危険行動の出現 四肢脱力の出現，急速な介助量の増大 姿勢保持不能状態の出現，転倒	呼びかけに対して 傾眠，昏迷の状態
自覚症状	呼吸困難 疲労感	突然の呼吸困難の訴え，努力呼吸の出現 耐えがたい疲労感，患者が中止を希望，苦痛の訴え	気胸，PTE 修正Borg Scale5-8
呼吸器系	呼吸数 SpO_2 呼吸パターン 人工呼吸器	＜5fpmまたは＞40fpm ＜88％ 突然の吸気あるいは呼気努力の出現 不同調，バッキング	一過性の場合は除く
循環器系	心拍数 心電図所見 血圧	運動開始後の心拍数減少や徐脈の出現， ＜40bpmまたは＞130bpm 新たに生じた調律異常，心筋虚血の疑い 収縮期血圧＞180mmHg，収縮期または拡張期血圧20％以下 平均血圧＜65mmHg	
デバイス	人工気道の状態 経鼻胃チューブ 中心静脈カテーテル 胸腔ドレーン 創部ドレーン 膀胱カテーテル	抜去の危険性（あるいは抜去）	
その他	患者の拒否 中止の訴え 活動性出血の示唆 術創の状態	ドレーン排液の正常 創部離開のリスク	

介入の完全中止あるいは，いったん中止して経過を観察，再開するかは患者状態から検討，判断する．

（日本集中治療医学会早期リハビリテーション検討委員会：集中治療における早期リハビリテーション—根拠に基づくエキスパートコンセンサス—.
日本集中治療医学会雑誌，24（2）：281，2017．より引用）

⑥ ステップアップに応じた離床レベルの維持

　毎日，リハビリテーションがステップアップしても，それが日常的に行われなければ，本当の意味で離床できたとはいえません．チームで取り組む意義の1つは，24時間患者の生活を支える看護師が，日常の中で離床を支援できるという点です．理学療法士とともに安全にサポートできたという経験が，離床に対する看護師のハードルを下げることにつながります．図2に，当院の看護師によるリハビリテーションメニューを示します．

▐ プロトコルの実際

　当院で実施している早期離床プロトコルの流れを紹介します（図3）．朝のリハビリカンファレンスで実施が決定したら，リハビリテーションの時間に合わせて，看護師が鎮痛・鎮静をコントロールします．多くの場合，とくに問題がなければ患者の状態や症状を確認しつつ，「できるところまでステップアップ」します．そして，ステップアップの範囲で，日常生活行動も拡大させ，離床レベルの維持に努めます．

　　　　　　　　　　＊

　集中治療室でのリハビリテーションはまだまだ発展途上です．これを成功させるには，理学療法士を中心としたチーム連携が不可欠であり，早期離床が比較的困難なテーマであるからこそチーム力が試されているのだと思っています．患者にとって，最適な離床のタイミン

PTE：pulmonary thromboembolism，肺血栓塞栓症　　　Borg-Scale：ボルグスケール

図2　看護師によるリハビリテーションメニュー

STEP	0	1	2	3	4	5	6
離床状況	離床不可	離床難	端坐位	立位 足踏み	ベッド周囲 歩行	ICU内歩行	歩行自立
日　付	／	／	／	／	／	／	／
ナース リハビリ メニュー	四肢の他動運動						
	四肢の筋力トレーニング（自動運動・抵抗運動）						
			受動坐位 20分1回	受動坐位20分3回or 端坐位10分			
					車椅子 10分以上	車椅子 30分以上	
							歩行
ADL（排泄）				ポータブルトイレ		トイレ （車椅子）	トイレ歩行

・リハビリテーションにて安全性が確認できたら，日付を入れる．
・翌日のリハビリテーションまで，STEPに応じてナースリハビリメニューを実施する．
・中止基準に適合した場合は，すみやかに中止し，状態の安定を図る．

図3　早期離床プロトコル（例）

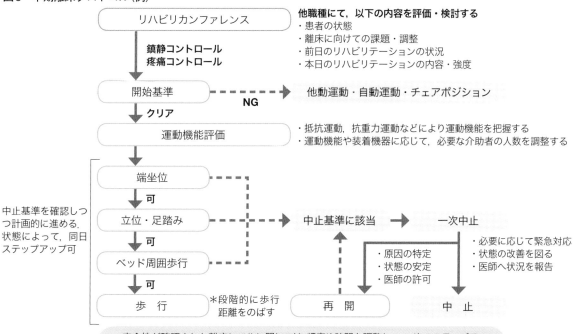

他職種にて，以下の内容を評価・検討する
・患者の状態
・離床に向けての課題・調整
・前日のリハビリテーションの状況
・本日のリハビリテーションの内容・強度

他動運動・自動運動・チェアポジション

・抵抗運動，抗重力運動などにより運動機能を把握する
・運動機能や装着機器に応じて，必要な介助者の人数を調整する

中止基準を確認しつつ計画的に進める．状態によって，同日ステップアップ可

*段階的に歩行距離をのばす

・原因の特定
・状態の安定
・医師の許可

・必要に応じて緊急対応
・状態の改善を図る
・医師へ状況を報告

・安全性が確認された離床レベルに関しては，頻度や時間を調整しつつ，次のステップアップまで維持に努める（看護師によるリハビリテーション）
・プロトコル逸脱症例については，症例毎に多職種で検討のうえ，リハビリを進行する

グはいつなのか，どう進めることが効果的なのか，プロトコルを作成し活用すること，そして評価することで答えにすこし近づくことができるのではないでしょうか．

引用・参考文献
1) Adler J,et al. : Early Mobilization in the Intensive Care Unit : A Systematic Review. Cardiopulm Phys Ther J, 23(1): 5-13, 2012.
2) 神津玲ほか：集中治療室および外科周術期における急性期理学療法の実施状況に関する全国調査．理学療法学，41(2): 100-101，2014.
3) 日本集中治療医学会早期リハビリテーション検討委員会：集中治療における早期リハビリテーション－根拠に基づくエキスパートコンセンサス－．日本集中治療医学会雑誌，24(2): 255-303，2017.

Part1　早期離床のためのポイント

③ 実施前の患者評価と環境整備

順天堂大学医学部附属順天堂医院　集中ケア認定看護師　**入山亜希**

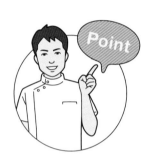

Point

◎ 術後患者には離床によって呼吸・循環の急激な変動が起こりうる．そのため全身状態が離床に適しているかアセスメントし，各施設の離床基準と照らし合わせる．

◎ 留置されているドレーンや薬剤などのルートが動作の妨げにならないよう整理し，離床の流れや動線をイメージしておく．

◎ 人工呼吸器使用中の患者の離床では，とくに気管チューブの管理に注意しながら，医療チームで協力し安全を確保する．

　近年では在院日数の短縮が進み，術後早期から積極的に離床を行う重要性や必要性が認識されています．しかし，術後患者は手術侵襲や臓器障害に伴い全身状態が不安定なため，離床がスムーズに進まないこともあります．

　離床の途中で患者の急変や転倒転落などなんらかのトラブルが生じると，せっかくの離床の機会が台無しになってしまいます．そのため，離床時は患者の病期や病状が離床に適した状態かアセスメントし，予測されるリスクを把握しておく必要があります．また，疼痛コントロールや患者への十分な説明も重要です．

　文献によると多くの施設で離床の安全基準を設けており[1]，基準に準じた離床を実施することで重篤な有害事象の発生を軽減できる[2]とされています．しかし基準を遵守した場合でも，全身状態の急激な変動が生じる可能

性はゼロではありません．また術後急性期では多くのドレーンや点滴が留置されています．計画外抜去のリスクを回避し安全に離床を進めるための準備を整えておくことも重要です．

　ここでは早期離床を安全に進めるために，実施前の患者評価と環境整備について述べます．

患者評価の項目と注意点

　日本集中治療医学会の早期リハビリテーション検討委員会では，先行研究をもとにp.145 表4のような早期離床の開始基準を提案しています[3]．その他にも**表1**や**図1**のプロトコルのように，施設や疾患の特徴により基準が設けられています．多くの施設で主に用いられている評価項目とその内容，注意点について確認しましょう．

1 意識状態

　脳障害などにより指示動作（従命）が困難な場合を除き，運動に協力が得られ，過度な興奮がない意識状態が望ましいでしょう．JCSで清明または1桁であり，せん妄を呈している患者の場合には，人員を確保し安全を確認したうえで実施します．鎮静薬を使用している場合はRASSで−2から1，さらに鎮静薬を増量しなければならないほどの不穏がある場合には，離床の可否を検討しましょう．

2 バイタルサイン

　体温，呼吸，循環状態が安定していることが前提です．心血管疾患におけるリハビリテーションに関するガイドライン[4]では，大血管のリハビリテーションの実施前基準として収縮期血圧100mmHg以上，160mmHg以下を可能としています．大血管術後は吻合部への影響を考慮し，過度な血圧上昇を避けることが望ましいとされています．

表1　離床基準の一例：順天堂大学医学部附属順天堂医院ICUで使用している食道がん術後患者の離床基準

心拍数
　安静時：50〜120回/分
　離床時：≦140/分
収縮時血圧
　安静時：80〜200mmHg
　臥床時からの血圧変動：≦40mmHg
拡張期血圧：≦120mmHg
SpO_2：≧90％

1つでも逸脱した場合，主治医と離床の可否を検討する

　安静時の心拍数は120回/分以下が望ましく，新たな不整脈の出現や心電図変化がないことを確認しましょう．大血管術後は吻合部への影響を考慮し，過度な血圧上昇を避けることが望ましいとされています．頭蓋内疾患により頭蓋内圧（ICP）を計測している場合は，$20cmH_2O$以下にコントロールされている状態であることを確認しましょう．

図1　人工呼吸装着患者の離床フローチャートの一例

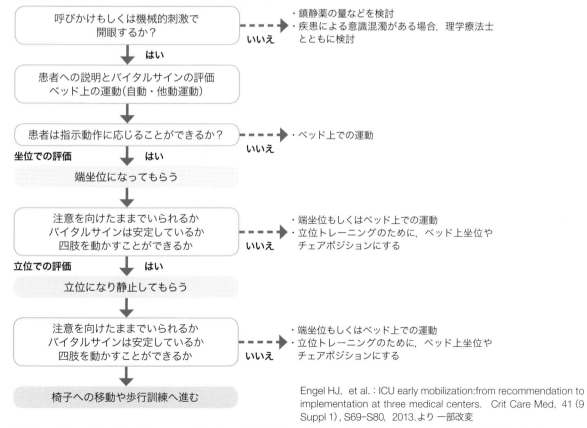

Engel HJ, et al.：ICU early mobilization:from recommendation to implementation at three medical centers. Crit Care Med, 41 (9 Suppl 1), S69-S80, 2013.より 一部改変

JCS：Japan Coma Scale, ジャパン・コーマ・スケール　　RASS：Richmond Agitation-Sedation Scale, リッチモンド興奮・鎮静スケール
ICP：Intracranial pressure, 頭蓋内圧

5
早期離床

表2　離床開始時のチェックリストの一例

☑ ① 医師の指示を確認した
☑ ② 離床の目標を確認した
　　1）どの程度離床を進めるのか確認した
　　2）周囲（医療チーム）へ離床を開始することを伝えた
　　3）患者へ離床の目標と流れを説明した
☑ ③ スタッフ間で役割の確認をした
☑ ④ 患者が離床する場所に障害がない
　　1）床が濡れていない
　　2）歩行の妨げになる物はない
☑ ⑤ モニターが装着されている
　　1）アラームが設定されている
　　2）目の届く位置にモニターがある
　　3）モニターのコードは整理されバッテリーは十分である
☑ ⑥ 必要な酸素が準備されている
　　1）離床時の酸素投与方法と投与量は適切である
　　2）酸素ボンベの残量は十分である

☑ ⑦ 輸液ルートは適切な状態である
　　1）十分な長さがある
　　2）接続に緩みがない
　　3）屈曲がない
☑ ⑧ ドレーン（ガーゼ）の固定は安全である
　　1）固定のテープは剥がれていない
　　2）固定が安定している
☑ ⑨ ドレーンの位置は安全である
　　1）排液が逆流する位置・高さではない
　　2）歩行に支障のない場所にある
☑ ⑩ 不要な物ははずしている
☑ ⑪ 衣類が整っている
　　1）ズボンの裾が床についていない
　　2）袖が長すぎない
　　3）スリッパでなく靴を履いている
☑ ⑫ メガネを装着している
☑ ⑬ 急変時に必要な物品（救急カートなど）の位置を把握している

＜以下，患者が人工呼吸器を使用している場合に追加＞

☑ A) 医師とともに役割を確認した（施設の規定による）
☑ B) 人工呼吸器の位置に問題がない
　　患者が立位になっても気管チューブと蛇管にテンションがかからない位置にある
☑ C) 気管チューブの固定は安定している
　　1）唾液でテープが湿潤していない
　　2）テープが剥がれていない

☑ D) 吸引時に必要となる吸引チューブの長さは十分である
　　1）通常よりも長く，立位になっても気管チューブに届く
　　2）あらかじめ吸引圧をかけておく
☑ E) 患者へ気分不快などが生じた場合の伝え方を教えている
　　看護師の体を叩くなど
☑ F) 計画外抜管になった場合の準備が整っている
　　1）再挿管に必要な物品がどこにあるのか把握している
　　2）気管チューブのサイズを把握している

❸ カテコラミン製剤の使用

ノルアドレナリンやドブタミンなど強心薬の投与中は離床を開始しない施設もあります[1]．

カテコラミン製剤を使用している患者で，離床により輸液ルートの接続外れや屈曲など投与の中断が万が一にも発生した場合，全身状態の悪化を招くリスクが高いことが予測されます．そのため，離床を開始するかどうか医療チームで十分に検討する必要があります．また24時間以内にカテコラミン製剤が増量されていないことが望ましいでしょう．

❹ 留置されているドレーン・薬剤ルート

可能な限りドレーンやルート類は少ないほうが安全ですが，急性期においては外せない場合も多いと思います．

当院ではドレーンやルートの数で離床を制限することはありませんが，多い場合は介助する人員を増やしています．ドレーンやルートの固定の位置は離床の妨げにならないように十分配慮し，小型のバッグに変更できる

ものは切り替えましょう．

❺ 酸素化

SpO_2は90％以上を維持し呼吸困難がないことを確認しましょう．また$PaCO_2$が50mmHg以下であること，人工呼吸器を使用している場合にはF_IO_2が0.6未満，PEEPは10cmH$_2$O未満であることが望ましいでしょう．

環境整備の注意点

術後は循環変動のリスクが高いため，原則として心電図などの生体モニターを用いた観察のもと離床を開始しましょう．表2のようなチェックリストを活用し，患者と周囲の環境を確認しながら離床の準備を進めます．離床の流れをイメージし，看護師と患者自身の動作がスムーズに進むようにドレーンや薬剤などのルートを整理します．何かトラブルがあった場合のために周囲のスタッフへ離床を行うことを伝え，応援を依頼しておきます．

ICP：intracranial pressure，頭蓋内圧　　PaCO$_2$：arterial carbon dioxide partial pressure，動脈血二酸化炭素分圧
F$_I$O$_2$：fraction of inspiratory oxygen，吸入気酸素濃度

図2　ドレーン落下防止策

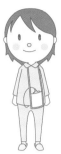

歩行時にドレーンやバッグが牽引されないように，首からさげられる袋に排液バッグを入れる．

ドレーンや薬剤などのルートはゆとりを持って固定し，剥がれや湿潤がある場合は離床を始める前に再固定しましょう．輸液ルートは接続にゆるみがないかたどって確認し，適度なゆとりのある長さに整理しましょう．ドレーンは**図2**のようにポシェットやバッグに収納し首から掛けると，落下を防止するとともに動作の妨げになりません．また創部に当てているガーゼが動作とともにずれないように，しっかりとテープで固定しておきましょう．

患者の衣類はパンツタイプの寝衣を選び，しっかりと手で看護師や歩行器などをつかむことができるように，袖が長すぎないか確認しましょう．またズボンの裾が長いと転倒のリスクとなります．靴はスリッパではなく，運動靴や踵のあるものを使用しましょう．

人工呼吸器を使用している患者の離床では，気管チューブの管理が重要となります．**表2**の後半の項目を確認しましょう．

人工呼吸器は生命維持装置です．可能な場合は医師とともに離床を進めましょう．患者の動線をイメージし，人工呼吸器の位置やベッドの位置，高さが安全か確認し

図3　人工呼吸を使用している患者の環境整備

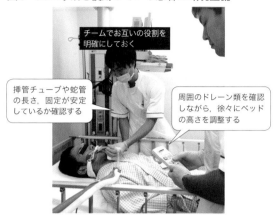

ましょう．また気管チューブにテンションがかからないように注意します（**図3**）．吸引チューブの長さを十分に確保し，いつでも吸引ができるように必要物品をそろえておきます．万が一，計画外抜管になった場合に再挿管で必要となる物品がどこに保管されているのか把握しておきましょう．

引用・参考文献
1）熊丸めぐみほか：心臓外科手術後の離床基準について―全国調査から見た検討―．心臓リハビリテーション（JJCR）：13（2），336-339，2008.
2）Hodgson CL, Stiller K, Needham DM, et al.：Fxpert consensus and recommendations on safety criteria for active mobilization of mechanicail ventilated critically ill adults. Crit Care, 18（6）：658, 2014.
3）日本集中治療医学会早期リハビリテーション検討委員会：集中治療における早期リハビリテーション～根拠に基づくエキスパートコンセンサス～．日本集中治療医学会誌，（24）：255-303，2017.
4）日本循環器学会：心血管疾患におけるリハビリテーションに関するガイドライン（2012年改訂版）．

5 早期離床

Part1 早期離床のためのポイント

4 離床進行中の 環境整備のポイント （モニター，ライン，ベッド周りなど）

彦根市立病院 看護科長補佐，特定行為研修修了看護師，集中ケア認定看護師　**中村紀子**

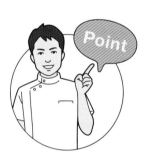

Point

- 離床する前に患者にどんなふうに動いてもらうかをイメージし，それに沿って患者周囲の環境を整え，必要物品を準備する．

- 介助にあたるスタッフを最低3名は必ず確保し，患者のリスクによっては増員する．

- 多職種でのカンファレンスで離床のステップや進捗を常に確認し，注意深くかつ積極的な離床を推進する

まずは安全な離床のために

　ICU患者の臥床しているベッド環境は，心電図モニターのラインをはじめ，多数の点滴ルート，チューブ，ドレーン類があります．また，ベッドの周囲には，輸液ポンプやシリンジポンプ，人工呼吸器や補助循環装置，透析機器などME機器があります．患者のケアのためにベッドサイドに立つ看護師の入り込む隙間は狭いくらいです．そのような環境でも，安全に離床を行うため，まずは患者のベッドサイドの環境整備が重要です．具体的には，離床の前に輸液ポンプやシリンジポンプのコードや床の安全を確保します．また全身状態やADLにより，車椅子や歩行器など物品を選択します．ME機器・チューブ類は動作前にゆとりを持てるよう延長ルートなどを用意します．離床を行う前に，患者にどのように動いてもらうかをイメージすることが，スムーズかつタイムリーに離床を行うために大変有益です．

離床プロトコルを利用する

　安全，スムーズに離床を図るために，当院ではオリジナルの離床プロトコルを作成し活用しています．（図1，2）そのうち，赤線で囲んだ「スタッフの確保」は大変重要です．当院では，看護師と医師，臨床工学技士，理学療法士との連携を図っています（図3）．

インシデント・ アクシデントを予防する

　離床のためのトランスファー介助時には，ズレによ

ICU：Intensive Care Unit，集中治療室　　ADL：activities of daily living，日常生活動作

図1　当院における人工呼吸器患者の離床プロトコル

図2　当院における離床前・中チェックリスト

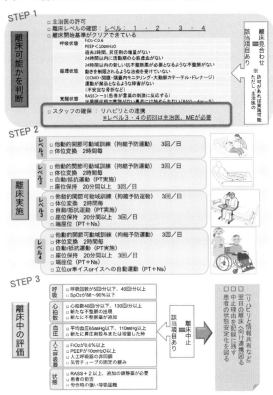

SOFAスコア

		0点	1点	2点	3点	4点
呼吸器	PaO2／FIO2(mmHg)	>400	≦400	≦300	≦200 呼吸器補助下	≦100 呼吸器補助下
凝固能	血小板数（×10³／μL)	>15	≦15	≦10	≦5	≦2
肝臓	ビリルビン(mg／dl)	<1.2	1.2～1.9	2.0～5.9	6.0～11.9	>12
循環器	低血圧	平均血圧 ≧70mmHg	平均血圧 <70mmHg	ドパミン≦5γ orドブタミン投与	ドパミン>5γ orアドレナリン≦0.1γ orノルアドレナリン≦0.1γ	ドパミン>15γ orアドレナリン>0.1γ orノルアドレナリン>0.1γ
中枢神経	Glasgow Coma Scale	15	13～14	10～12	6～9	<6
腎機能	クレアチニン(mg／dl) 尿量(ml／日)	<1.2	1.2～1.9	2.0～3.4	3.5～4.9 <500	>5 <200

離床前チェック表・・・離床可能かどうかを評価

	日付				
	時間				
	サイン				
SOFAスコア					
主治医の許可					
離床レベルの確認					
離床開始基準がクリアできている					
FiO2<0.6					
PEEP<10cmH2O					
過去2時間，昇圧剤の増量がない					
24時間以内に活動時の心筋虚血がない					
24時間以内の新しい抗不整脈薬が必要となるような不整脈がない					
動きを制限されるような治療を受けていない					
運動が禁忌となるような障害がない（不安定な骨折など）					
RASS>−3（患者が言葉の刺激に反応する）					

（レベル3・4の初回は主治医，MEが必要）

離床中チェック表・・・離床を中止すべきかどうかを評価

	日付				
	時間				
	サイン				
呼吸	呼吸回数が5回／分以下，40回／分以上				
	SpO2が88～90％以下				
心拍数	心拍数40回／分以下，130回／分以上				
	新たな不整脈の出現				
	新たに抗不整脈薬が追加				
血圧	平均血圧6mmHg以下，110mmHg以上				
	過去2時間，昇圧剤の増量がない				
人工呼吸器	FiO2が0.6%以上				
	PEEPが10cmH2O以上				
	人工呼吸器の非同期				
	気管チューブの固定の緩み				
状態	RASS+2以上，追加の鎮静薬が必要				
	患者の拒否				
	労作時の強い呼吸困難				

図3　離床時の多職種連携

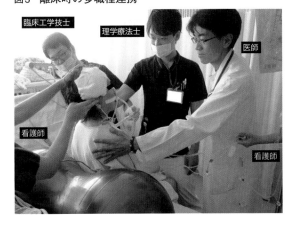

る皮膚剥離，転倒・転落，チューブ類の計画外抜管のリスクが高まります．重症患者は皮膚が脆弱で浮腫などがある場合が多いため，とくに注意が必要です．離床にリスクが伴うと判断する場合は，より多くの人を集め，安全に実践できるように調整します．心電図モニターのラ

イン，点滴ルートの接続外れが起こらないように，ルートにゆとりがあるかを確認し，どこからどのようなチューブやラインが存在し，固定状況を確認します（**表1**）．

　安全に離床を進めるためには，多職種で離床に関する共通認識を持ち，モニターのラインや各種チューブやルート，ドレーン類の計画外抜去に注意した役割分担と，連携が必要です．

【介助のポイント】（図4〜7）

- 1人ではリスク管理がむずかしいため，介助者に役割を分担して複数で対応します．
- 患者への基本的な介助は変わりません．
- 役割分担を行います．最低3名は確保し，それぞれが責任を持ち，連携を図り，離床を進めます．
  ①患者の状態をモニタリングする人
  ②気管チューブの刺激による咳嗽や抜管を予防するためにチューブを固定する人
  ③患者の動作を介助する人

　さらに，患者の痛みの増強や表情も確認しながら進

SOFA：sequential organ failure assessment，SOFAスコア　　PaO₂：動脈血酸素分圧　　F₁O₂：吸入気酸素濃度
PEEP：positive end-expiratory pressure，呼気終末陽圧　　SpO₂：percutaneous oxygen saturation，経皮的動脈血酸素飽和度
RASS：Richmond Agitation- Sedation Scale，リッチモンド興奮・鎮静スケール

図4　離床時の役割分担①：
　　　補助具を用いたベッド上端坐位の場合

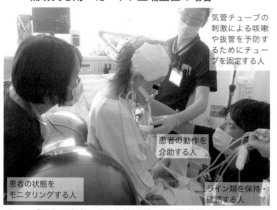

チューブ固定は患者の動きを妨げず，計画外抜管が起こらないように軽く固定し患者の動きに合わせて力を調整する．モニタリングは補助具などがあっても十分に患者に近づいて行う．

図5　離床時の役割分担②：
　　　車椅子上坐位の場合

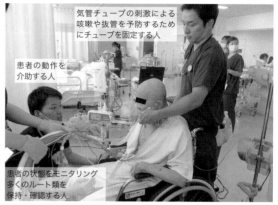

患者の背後があくので，チューブ固定補助は後ろから行うとスムーズである．ルート類はきれいにまとめてしっかりと把持する．

図6　離床時の役割分担③：
　　　オーバーテーブルを利用したベッド上端坐位の場合

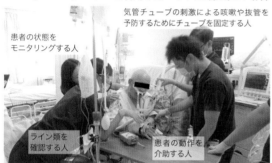

オーバーテーブルが入ることでスペースが狭くなるので，役割によってはテーブルの向こう側からアプローチするなど立ち位置を工夫する．

図7　離床時の役割分担④：
　　　ベッド上端坐位の場合

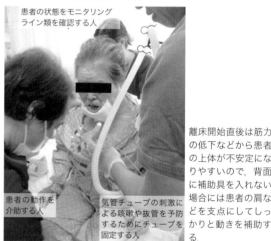

離床開始直後は筋力の低下などから患者の上体が不安定になりやすいので，背面に補助具を入れない場合には患者の肩などを支点にしてしっかりと動きを補助する．

図8　積極的な離床実施を目指して：
　　　ICU内で筆談によるコミュニケーションを楽しむ
　　　患者

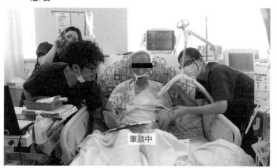

表1　重症患者の部位別計画外抜管に注意が必要なルート

部位	注意が必要なルート
頭部	脳外科術後ドレーン
鼻腔	胃管，経鼻気管チューブ
気道	気管チューブ，気管切開チューブ
頸部	内頸CVカテーテル，スワンガンツカテーテル，ブラッドアクセス
胸部	胸腔ドレーン，心囊ドレーン，鎖骨下CVカテーテル
腹部	消化器術後ドレーン
腰部	整形外科術後ドレーン，硬膜外注射チューブ，スパイナル(腰椎)ドレーン
上肢	静脈点滴ルート，PICC，動脈ラインルート
鼠径	シース類，CVカテーテル，スワンガンツカテーテル，ブラッドアクセス，IABP，PCPS
下肢	整形外科術後ドレーン
その他	膀胱留置カテーテル，各種術後ドレーン

めることが重要です．介助者は患者の日常生活動作(ADL)拡大のために安全な離床を展開するように心がけます．当院の離床プロトコル(図1)でも役割分担を行い，多くのラインやチューブ類，ドレーン類の管理を行う人を1人確保して行っています．人工呼吸器を使用している患者の場合，気管チューブの計画外抜管を予防するためにも気管チューブの固定にスタッフ1人が集中できるよう配慮しています．また，初回の端坐位や立位の離床ステップの際には，必ず医師と臨床工学技士の同伴を義務化し，より安全な離床を心がけています．

人工呼吸患者の離床を安全に行うために

いくら早期離床やリハビリテーションがよいという結果がたくさん報告されていても，どんな患者でもどんどん座らせて立って歩いてもらえばよいということではありません．看護師が「患者に座ってもらい，立ってもらいたい」という思いを抱いていても，自制心は必要です．

最も問題になるのは，離床が患者の循環動態や呼吸状態に影響を与えてしまうことです．もともと気管挿管をしている患者は状態が悪い患者です．すべての患者がバイタルサインの変動なしに坐位を取れるわけではありません．ただし，気管挿管をしていること自体が坐位や立位を取れない理由にはなりません．また，呼吸に関しては，F_1O_2を一時的に上げて離床による酸素消費量の増加に対して部分的にでも対処することが可能です．出血傾向のある患者やそのリスクのある患者では離床が循環動態に影響を与える可能性があり，安全に離床が行えるか，医師を含めて慎重に評価を行う必要があります．当院では，毎朝15分程度の多職種カンファレンスを実践し，その際に離床ステップの確認や離床時間の確認などを行っています．患者のQOLの向上のためにも，安全な離床が日常的に実践されるよう，離床プロトコルを積極的に活用したいと考えます

引用・参考文献
1) Society of Critical Care Medicine : ABCDEF Bundle. http://www.iculiberation.org/bundles/Pages/default. aspxより2020年1月検索
2) 卯野木健：もっとも新しい重症患者の早期離床の考えかた 改訂第2版－鎮静管理とリハビリテーション－．学研メディカル秀潤社，2016．
3) 日本集中治療医学会早期リハビリテーション検討委員会：早期離床やベッドサイドからの積極的運動に関する根拠に基づくエキスパートコンセンサス．日本集中治療医学会雑誌，24：255-303，2016． http://www.jsicm.org/pdf/soki_riha_1707.pdfより2020年1月10日検索
4) 藤岡智恵，道又元裕編：ICU3年目までに必ず身に付けたいゴールデンテクニックーすぐに役立つ手技・コツ・ワザーポジショニング・モビライゼーション．重症患者ケア，6(2)：392-395，2017．

5 早期離床

CV：central venous，中心静脈　　PICC：peripherally inserted central catherter，末梢挿入中心静脈カテーテル
IABP：intra aortic balloon puming，大動脈内バルーンパンピング法　　PCPS：percutaneous cardiopulmonary support，経皮的心肺補助

Part 1 早期離床のためのポイント

5 離床に対する 患者・家族の気持ち・事情 への対応のポイント

小倉記念病院 クオリティマネジメント科 科長 急性・重症患者看護専門看護師　**立野淳子**

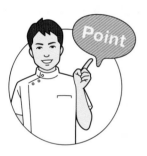

Point

- 強度の不安や恐怖，抑うつ気分は術後の離床を妨げ，術後せん妄の促進因子となり，認知機能への影響も危惧される．

- 患者の主体的な離床への取り組みのためには，患者の意識レベルや認知機能を把握したコミュニケーションと，現状理解，情報と目的の共有が重要である．

- 患者が離床の必要性を理解し，前向きに取り組むためには，侵襲により不安定になった身体状況の安定化をはかり，苦痛の軽減に努める．

周術期にある患者の心理的特徴

　周術期にある患者は病気の治癒のためとはいえ，麻酔や外科的手術操作が加わることに対して，生命の危機を感じています．それとともに，予後や合併症への不安，社会復帰や先の生活への不安，経済面の心配事を抱えています．図1に周術期にある患者の心理的特徴をまとめました．

　術後には，手術が終わったという安堵感と同時に，機能喪失の現実や身体機能の低下を実感したり，手術結果や予後，合併症，社会復帰への不安を感じます．加えて，疼痛や発熱，呼吸困難などの身体的苦痛も経験しています．

　患者はこれらいくつものストレッサーに対して，自らが持っている問題解決方法（Coping：対処規制）を用

いてなんとか心理的な安定を保とうと試みます．しかし，ストレッサーが患者にとってあまりに強度であり，対処しきれない場合には心のバランスは崩れ，ストレス反応として食欲低下や不眠といった身体的反応と不安，抑うつ，悲嘆，恐怖，喪失感などの心理的反応が現れます．

　ストレス反応の程度は，患者自身がストレッサーをどう認識し，ストレッサーに対してどのように対処しようとするかという個人特性が影響しますが，そのほか，手術侵襲の程度や予定手術であったか，緊急手術であったかなどの要因にも影響を受けます．

　ストレス反応の1つである不安や恐怖の感情は，差し迫った脅威を知らせるサインにもなり，問題に対する対処行動を活発化させる側面もあるため，必ずしも悪いものではありません．軽度の不安や恐怖感であればむしろ問題解決のためのエネルギーとなり，回復のための解決

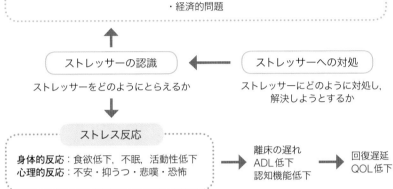

図1　手術を受ける患者の心理的特徴

ストレッサー（ストレス反応をもたらす要因）

【術前】
・生命の危機
・機能喪失への恐怖
・予後，合併症への不安
・社会復帰や生活への不安
・経済的問題

【術後】
・機能喪失の現実に直面
・身体機能低下の実感
・手術結果への不安
・予後や合併症への不安
・身体的苦痛(疼痛，発熱，呼吸困難など)
・社会復帰や生活への不安
・経済的問題

ストレッサーの認識 ← ストレッサーへの対処

ストレッサーをどのようにとらえるか　　ストレッサーにどのように対処し，解決しようとするか

ストレス反応

身体的反応：食欲低下，不眠，活動性低下
心理的反応：不安・抑うつ・悲嘆・恐怖

→ 離床の遅れ　ADL低下　認知機能低下　→ 回復遅延　QOL低下

策をとろうとするため専門的な介入は必要としません．

しかし，不安や恐怖，抑うつ気分が強度になると，術後の離床を妨げたり，ときには術後せん妄の促進因子となり，認知機能への影響も危惧されます．先行研究によると，術後患者が不安や抑うつの基準を満たす割合は，5〜30％程度と報告されています[1)2)]．

早期離床が患者の心理的側面にどのような影響を与えるかについては十分なエビデンスはありません．しかし，筋力を反映するといわれる6分間歩行とQOLの身体項目が相関していることはよく知られています．一般的に心と体が密接に関係していることを考慮すると，身体機能の回復が心の安寧につながることが期待できるでしょう．

術後の回復促進のための早期離床を進めていくには，周術期患者の心理状態的特徴を理解したうえで，離床計画を立てることが大切になります．

患者の心情を考慮した離床時の対応

1 現状理解の支援

自分自身がどういう状況にあるのか，自覚症状の原因は何か，その症状にどのような治療が行われているかなどの医学的状況や，今後の経過や短期的な目標などを

正確に理解することは，心の安寧を取り戻すために重要で，離床への理解と意欲につながることが期待できます．

一方で，気がかりが解消されなかったり，苦痛を伴う症状があるにもかかわらず，十分な説明がない状況は，医療者との信頼関係にかかわるだけでなく，離床という行動にはつながりません．

患者の気がかりや苦痛，心配事などを積極的に傾聴しながら，1つひとつにていねいな説明をすることで現状理解を促すことは，患者が安心して離床するうえで不可欠なことです．

しかしながら，術直後の患者では，気管チューブの挿入により言語的コミュニケーションが困難であったり，せん妄や鎮静薬などの影響で通常のコミュニケーションでは意思疎通が困難な場合も少なくありません．

患者が自分の伝えたいことが医療者に確実に伝わることや，医療者が患者に伝えたいことが正確に伝わることは，現状理解を助け，心理的な安寧につながるものです．看護師には，患者の意識レベルや認知機能を把握し，状況に応じたコミュニケーションが求められます．

2 情報と目的の共有

周術期にある患者の離床は，日々繰り返される看護ケアの1つです．われわれ医療者はどのような順序で離

図2　人の欲求

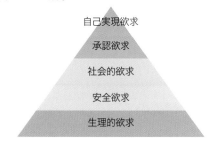

第1層	生理的欲求	生きていくための基本的欲求．食事，排泄，睡眠，呼吸など
第2層	安全欲求	危機を回避したい，安全で安心したい
第3層	社会的欲求	集団に属したい，帰属欲求
第4層	承認欲求	他者から認められたい，尊敬されたい
第5層	自己実現欲求	自分の能力を引き出したい

床をステップアップさせていくのか，その際にどのような問題が生じることが想定され，その問題にそのように対応するかについて意識することは少ないかもしれません．

しかし，患者にとっては，「こんなに早く起き上がって大丈夫だろうか」，「痛みは出ないだろうか」，「手術したばかりなのだから安静にしておきたい」などという思いが生じることも十分に理解できます．

早期離床をうまく進めていくためには，通常行っているほかのケアと同じように，患者中心のケア（patient-centered care）が重要です．

離床の目的や効果を十分に説明したうえで，どのように離床を進めていくか，その際にどのような問題が生じる可能性があるのか，また問題が生じた際の対応策について患者に情報提供しながら，日々の目標を患者とともに検討しましょう．そして計画を立てることで患者が主体的に離床に取り組めるように支援することが大切です．

3 基本的欲求の充足とセルフケア支援

術後患者の心理的側面に着目した先行研究では，呼吸の安定，食事摂取，排泄，体温や安楽の保持などが自分自身で満たせるようになることで回復を実感しているという結果が散見されます．これらは人の欲求のなかでも，第1層の「生理的欲求」や第2層の「安全欲求」になります（図2）．

外科侵襲により，これらの生理的欲求のバランスが不安定な患者では，術後合併症の予防や回復促進，ADLやQOLの回復促進などと離床の目的を説明しても，より低層の欲求が満たされていなければ，心理的な安寧を得られるはずもありません．これでは離床の必要性を理解し，前向きに取り組む意欲を高めることは困難でしょう．

まずは，侵襲により不安定になった生体の恒常性を取り戻すために，呼吸，循環を中心とした身体状況の安定化をはかり，苦痛の軽減に努めることが重要です．

引用・参考文献
1) Adogwa O, Elsamadicy AA, Sergesketter AR, et al.：Relationship Among Koenig Depression Scale and Postoperative Outcomes, Ambulation, and Perception of Pain in Elderly Patients（≧65 Years）Undergoing Elective Spinal Surgery for Adult Scoliosis. World Neurosurg, 107：471-476，2017.
2) Tully PJ, Baker RA.：Depression, anxiety, and cardiac morbidity outcomes after coronary after bypass surgery: a contemporary and practical review. J Geriatr Cardiol, 9：197-208, 2012.

1 早期人工呼吸器離脱を 実現する～SBTの有用性～

福岡赤十字病院 集中ケア認定看護師 白坂雅子

◉ 人工呼吸器の離脱方法として最も推奨されているのは，自発呼吸トライアル（SBT）です．SBTは，最小限度の呼吸仕事量と経験豊富な専門医でなくても離脱の評価ができるという2つの利点があります．

◉ SBTの呼吸モードとしてPSVとTピース法がありますが，PSVは圧補助が維持されるので，Tピース法よりも患者の吸気努力は軽減されます．

◉ 人工呼吸器離脱で求められている看護師の役割は，医師に代わることではなく，医療チームの一員として，経時的変化をとらえ，予測的視点を持った情報の伝達をするなど，看護師にしかできない役割を担うことと考えられます．

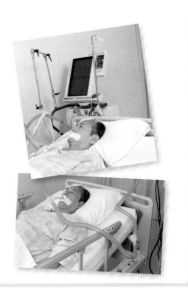

人工呼吸器離脱の変遷

　人工呼吸器装着患者にとって，人工呼吸器からの早期離脱は重要な課題です．現在，離脱の方法として最も推奨されているものは，自発呼吸トライアル（SBT）です．これは，一定の基準を満たした後に，強制換気を中断し人工呼吸器から離脱できるか判断するものです（p.170参照）．

　SBTの有用性は，1995年のEstebanら[1]のRCTで示されて以降，この結果を覆す報告はありません．また，2017年に米国胸部医師会および米国胸部学会よりアップデートされた人工呼吸器離脱に関するガイドライン[2]でも，SBTは離脱の方法として推奨されています．

1 SIMVは離脱のためのモードとして開発された

　SBTが推奨されるとともに，有用性が疑問視されているものが同期式間欠的強制換気（SIMV）です．わが国では，人工呼吸器導入時の初期モードとして使用されている場面も少なくないのではないかと思いますが，SIMVは離脱のためのモードとして開発されたものです．開発当初は自発呼吸に同調することで，患者の吸気努力を軽減させ，呼吸仕事量を減らすことができると考えられていました．

　しかし，Kacmarekら[3]は，SIMVは呼吸仕事量の軽減にはつながらず，人工呼吸器装着期間の短縮には寄与しないと結論付けています．さらに，プレッシャーサポート換気（PSV）や比例補助換気（PAV）と比較すると呼吸筋への負担が大きく，離脱が遷延する可能性を指摘してい

SBT：spontaneous breathing trial，自発呼吸トライアル　SIMV：synchronized intermittent mandatory ventilation，同期式間欠的強制換気

5 早期離床

図1　人工呼吸器装着期間[6]

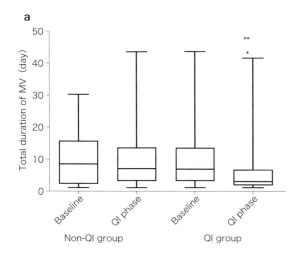

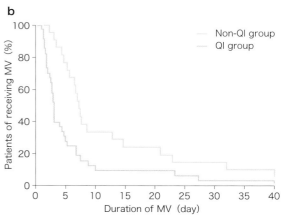

ます．つまり，換気回数や吸気圧の補助を徐々に減じて
いく離脱方法は，時間ばかりを要し，呼吸筋を疲労させ
ているということです．これでは，患者の首を真綿で絞
めていることになります．

❷ SBTは早期離脱に貢献する

SBTは限られた時間の中でのトライアルです．離脱
がむずかしいと判断されれば，SBT前の強制換気へ戻
すことが原則なので，呼吸筋への負担も最小限度で済み
ます．

また，SBTの実施の可否を毎日評価することも重要
です．SIMVでの離脱と違い，一定の基準に基づいた評
価を行うので，医療者の力量に左右されにくく，離脱の
タイミングを逃すことも回避できます．

つまり，SBTは，最小限度の呼吸仕事量と経験豊富
な専門医でなくても離脱の評価ができるという2つの利
点から，早期離脱に貢献しているといえます．

SBTを成功へ導く呼吸モード

SBTの呼吸モードとして一般的なものは，PSVとT
ピース法です．PSVは圧補助が維持されるので，Tピー
ス法よりも患者の吸気努力は軽減されます．ガイドライ
ン[2]でも，24時間以上，機械換気を継続している場合，
SBTの呼吸モードはPSV（PSを5～8cmH_2Oに設定）を推
奨しています．しかし，SBTの成功率や再挿管率など
の優位性は示されていません．

また，PAVの有用性も検討されています．PAVは，患
者の呼吸筋力に比例して，圧やフローを補助するモード
で，患者との同調性に優れ，呼吸仕事量の軽減につなが
るとされています．

Teixeiraら[4]はSBTの呼吸モードとしてPAVの有用性
と安全性について，PSV，Tピース法と比較，検討して
います．結果はいずれの群でも，抜管の失敗率，再挿管
までの時間，ICU滞在期間，入院期間，死亡率，気管切
開率に有意差はなく，PAVはPSVやTピース法と同様に
SBTの呼吸モードとして有用であると結論付けていま
す．

しかし，PAVは使用する呼吸器が限定されているこ
とから，PSVやTピース法より利便性が高いとはいえま
せん．現時点では，どのモードもSBTの成否や再挿管
率に差がないわけですから，最適なSBTのモードは，
患者の全身状態と施設背景をふまえて選択されたもの
であるといえます．また，人工呼吸器に精通していない
医療者が離脱にかかわる施設では，1つのモードに固定
してしまうことも，手技の統一性や安全性，利便性など
多くの利点があります．

大切なことはモードにこだわるのではなく，俯瞰的
にとらえたうえで，患者にとって最も効果的な手段を模
索することだと思います．

PSV：pressure support ventilation，プレッシャーサポート換気　　PAV：proportional assist ventilation，比例補助換気

人工呼吸器離脱プロトコルの有用性と医療チームでの活用

1 人工呼吸器離脱プロトコルの有用性

　科学的根拠を確立するまでにはいたっていませんが，人工呼吸器離脱プロトコルの有用性を示した論文はいくつか存在します．Blackwoodら[5]が報告したレビューでは，プロトコルや施設背景の違いを言及しつつも，プロトコルの使用により人工呼吸器装着期間，離脱に要した期間，ICU滞在期間が短縮したと述べています．また，Zhu Bら[6]は一定の教育と訓練を受けた医療チームがプロトコルを使用して離脱を試みた群（QI group）と対象群（Non-QI group）を比較し，QI groupにおいて，人工呼吸器装着期間と1回目の離脱までの期間，ICUおよび院内滞在期間が有意に短縮したと述べています（**図1**）．

　プロトコルの使用が早期離脱につながる要因は，離脱の手順を標準化することで人工呼吸器管理に不慣れな医師や，医師以外の医療者でもプロトコルに沿って離脱を進めることが可能な点にあります．また，プロトコルの適応基準を明確にすることで，安全性も確保できます．つまり，オープンICUのような，外来診療や一般病床の患者も担当している多忙な医師が離脱を行っている施設では，プロトコルの有用性が十分に発揮される可能性が高いということです．

　さらに，Danckersら[7]は，ICUの看護師がプロトコルを使用し離脱を実践した場合と，医師が離脱を実践した場合とを比較し，看護師が実践した離脱において，人工呼吸器装着期間，離脱を開始するまでの期間，ICU滞在期間が有意に短縮したと述べています．また，この研究は看護師が離脱を実践することに対し，同施設の集中治療医に質問紙調査を行っています．結果は肯定的な意見が多数を占めていました．これは，医療者間で十分なコンセンサスが得られているということです．

2 医療チームの一員として担うこと

　近年，看護師に求められる役割は変化しています．特定医行為制度が開始され，看護師の業務範囲は拡大しつつあります．しかし，人工呼吸器離脱において求めら

れている看護師の役割は医師の代わりに人工呼吸器を操作することでも，抜管することでもないのではないかと思います．

　もちろん，施設背景をふまえ，医療者間でのコンセンサスが得られたうえでのことであれば，その実践は医療チームとしての実践であり，担うべきかもしれません．しかし，看護師はベッドサイドに従事する唯一の医療者です．医療チームの一員として，経時的変化をとらえ，予測的視点を持った情報の伝達は看護師にしかできないのではないでしょうか．

　たかが情報収集ですが，私はこれこそが医療の方向性を決める重要な要素であり，何よりも豊富な知識を必要とする医療行為だと思います．患者の情報を正確かつリアルタイムに収集し，医療チームに提供することが，患者に即した早期かつ円滑な離脱を導くための看護師の普遍的な役割だと考えます．

引用・参考文献

1) Esteban A, et al.：A comparison of four methods of weaning patients from mechanical ventilation. Spanish Lung Failure Collaborative Group. N Engl J Med, 332 (6)：345-350, 1995.
2) Ouellette DR, et al.：Liberation from mechanical ventilation in critically Ill adults: an official American College of Chest Physicians/American Thoracic Society Clinical Practice Guideline. Inspiratory pressure augmentation during spontaneous breating trials, protocols minimizing sedation, and noninvasive ventilation immediately after extubation. Chest, 151(1)：166-180, 2017.
3) Kacmarek RM, Branson RD：Should intermittent mandatory ventilation be abolished?. Respir Care, 61 (6)：854-866, 2016.
4) Teixeira SN, et al.：Comparison of proportional assist ventilation plus, T-tube ventilation, and pressure support ventilation as spontaneous breathing trials for extubation: A randomized study. Respiratory Care, 60(11)：1527-1535, 2015.
5) Blackwood B, et al.：Use of weaning protocols for reducing duration of mechanical ventilation in critically ill adult patients: Cochrane systematic review and meta-analysis. BMJ, 342：c7237, 2011.
6) Zhu B, et al.：Effect of a quality improvement program on weaning from mechanical ventilation: a cluster randomized trial. Intensive Care Med, 41(10)：1781-1790, 2015.
7) Danckers M, et al.：Nurse-driven, protocol-directed weaning from mechanical ventilation improves clinical outcomes and is well accepted by intensive care unit physicians. J Crit Care, 28(4)：433-441, 2013.

5
早期離床

column

Part2 やさしい人工呼吸器離脱の進め方

3学会合同プロトコルの誕生と
ナースによる人工呼吸器離脱へのかかわり

Critical Care Research Institute 代表　**道又元裕**

可及的早期に離脱が得られるための アプローチが重要

　人工呼吸器は，生命維持装置の1つではあるものの，今やさまざまな場で用いられ，その適応も拡大しています．しかし，気管挿管（人工気道）下の人工呼吸療法は，ややもすると，その使用法や期間などによって，種々の合併症を惹起する場合もあります．

　合併症には，陽圧換気や高濃度酸素の投与による肺の傷害である人工呼吸器惹起性肺損傷（VILI，VALI），皮下気腫，換気のために必要な気道確保の方法である人工気道挿入留置による感染としての人工呼吸器関連肺炎（VAP）など，また，人工呼吸療法によってモビライゼーションが制限されることによって起こる換気血流比不均衡をはじめとした肺の障害である下側肺障害（荷重側肺障害：Dependent lung disease），さらには，精神的にも多大なストレスがあります．

　これらのさまざまな不都合を少なくしてゆくために，人工呼吸器関連肺炎バンドル（VAPバンドル）やせん妄とICUに入室する重症患者の約半数に左右対称性の四肢麻痺であるICU-AWの合併を予防するために，ABCDE（最近ではABCDEFGH）バンドルの実践が提唱されるようになりました．その最終アウトカムは，人工呼吸器から早期離脱へと導くことであり，それは患者のADLやQOLを改善することにあります．

　したがって，人工呼吸療法に携わる医療従事者は，患者が人工呼吸器を装着した時点から，原疾患に対する治療はもちろんのこと，それと同時並行的に人工呼吸器から可及的早期に離脱が得られるためにアプローチが重要・不可欠となります．人工呼吸器からの離脱プロセスはさまざまあります．しかしいずれにせよ，早期離脱の必要性や一定の条件を満たしていれば，人工気道を

抜去して人工呼吸器からの離脱が可能であるとする考え方へと変化してきています．

　離脱のプロセスを進めるうえでは，さまざまな医療者が関与することになります．人工呼吸器離脱は，看護師に求められている役割を理解，発揮しつつ多職種チーム医療として進めていくことが大切です．

人工呼吸管理は不可欠な場合にのみ 行わなければならない

　人工呼吸器は，使い方次第では患者の換気の維持，酸素化の改善，呼吸仕事量の軽減，時には循環負荷の軽減へと導いてくれます．しかし，その過程の中で，人工呼吸器は肺環境を陽圧の世界に塗り替えます．その陽圧の世界は，生体にとっては，とても不自然な環境に違いありません．不自然な環境の継続は，いつしか，そう長くはない時期に生体へさまざまな好ましくない影響をもたらすことがあります．

　したがって，人工呼吸器による呼吸管理における重大な問題は，合併症の発生と人工呼吸器からの離脱（ウィーニング）の遷延です．そして重症病態を呈した段階から回復するまでの期間，さまざまな弊害をいかに回避するかが重要です．そのうえで，人工呼吸器からの適切な離脱が必要であることは，言わずと知れたことです．

　重ねて強調すると，人工呼吸器の蓋然的要件とは，人工呼吸器による呼吸管理が不可欠な場合，あるいは，そのほうが患者の安全を担保できると判断したときです．一方その反対は，今この瞬間に人工呼吸管理が必要ではないのに人工呼吸管理が行われている場合だということです．

VILI：ventilator-induced lung injury，人工呼吸器惹起性肺損傷　　VALI：ventilator-associated lung injury，人工呼吸器関連肺損傷
VAP：ventilator associated pneumonia，人工呼吸器関連肺炎　　ICU-AW：ICU aquired weakness，ICU関連筋力低下

人工呼吸器離脱（ウィーニング）プロトコル作成の背景

1 離脱プロセスの実践には多職種によるチームアプローチが効果的

人工呼吸療法が必要な患者から，早期に人工呼吸器を離脱するためには，人工呼吸療法が開始された瞬間から経日的に離脱を前提としたケアと評価を繰り返し実践してゆくことが必要です．そのケアや評価の実践には，医師単独で行うのは現時的には困難な場合が多く，看護師，そのほかのコメディカルによる多職種チームアプローチが高い効果をもたらすといわれています．海外の報告では，医師以外の職種も含め十分に訓練された多職種専門チームが人工呼吸器離脱のために作成されたプロトコルに従って，離脱プロセスを実践して，合併症の頻度を増やすことなく人工呼吸器装着期間を短縮したという報告があります．

「人工呼吸器からの離脱プロセス」は，人工呼吸管理を生業にしている医師ばかりが行っているわけではなく，中には人工呼吸器にあまり精通していない医師をはじめとするチーム員が主として携わらなければならない場面もあります．これまで，離脱プロセスの方法は施設や個人によって多彩多様とまではいかなくても，少なくとも標準的手順といえる代物によって導くことは著しく少なかった感があります．

2 3学会が合同して実践的な人工呼吸器離脱のプロトコルを作成

このような状況を鑑みて，安全な早期離脱を推進するために，まずはベッドサイドで診療チーム内の情報共有を行うための共通言語となる簡便で利用しやすいプロトコルの策定が検討されました．その結果，人工呼吸療法を主導する日本集中治療医学会，日本呼吸療法医学会，日本クリティカルケア看護学会の3学会が合同して，過去の研究的または臨床的知見に基づき臨床の場において実践的な人工呼吸器離脱（ウィーニング）のプロトコルを作成しました[1]．

策定するに至った背景としては，人工呼吸器離脱プロトコルを有する施設はほとんどなく，人工呼吸器離脱の開始および中止基準なるものもなく，ケースバイケースで医師が判断し，また，時には看護師などと協議しながら離脱プロセスを進めているわが国の現状を鑑み施設を超えた基本的標準化を目指したことにあると思います．

つまり，策定されたプロトコルの目的は，人工呼吸器離脱に関する標準的内容を提案し，各施設独自の離脱プロトコル作成を支援するための一助となること，また，医療チームが協働し人工呼吸器からの早期離脱を推進するための手法を示した手順書としてチーム内の共通言語となること，さらには，このプロトコルは，集中治療室内外を問わず，人工呼吸器離脱に携わる医療従事者が多職種チームとして標準的な介入ができるようになることを目指しており，チーム医療としての人工呼吸器離脱が安全かつ円滑に進まない施設での利用を期待することにあります．

3 一定の教育とチーム医療の促進が必要

しかし，このプロトコルはあくまでも手順書であり，各施設の状況に合わせてプロトコルを再考し，各施設の現状に応じたプロトコルが作成できるきっかけとしての活用が望まれています．

本プロトコルを臨床現場で使用するためには，呼吸管理を含めた一定の教育の必要性と，プロトコル導入に際しては多職種連携こそが基盤になることが強調されています．このプロトコルをきっかけとして人工呼吸療法におけるチーム医療がより促進されることが期待されています．

このような考えのもと，2015年より日本クリティカルケア看護学会は，看護師を対象にした「人工呼吸器離脱のための標準テキスト」を監修・編纂し，人工呼吸器からの離脱を安全に実践するための標準となる人工呼吸管理からケアに関するシミュレーション教育を行っています（日本クリティカルケア看護学会ホームページ：http://jaccn.umin.jp/index.html）．

引用・参考文献
1）日本クリティカルケア看護学会監：人工呼吸器離脱のための標準テキスト．学研メディカル秀潤社，2015．

5 早期離床

Part2 やさしい人工呼吸器離脱の進め方

2 人工呼吸器離脱に不可欠な
呼吸管理の知識

集中ケア認定看護師　**露木菜緒**

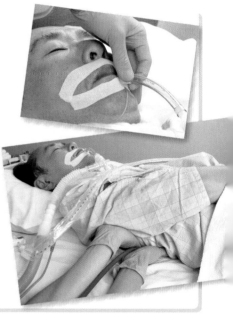

◉ 人工呼吸療法の目的は，酸素化の改善，換気の改善，呼吸仕事量の軽減に大別されます．最も重要なことは呼吸様式，呼吸仕事量であり，「呼吸仕事量の軽減」は人工呼吸管理における本質的事項です．酸素化や換気が維持されていても，呼吸様式や頻呼吸などの異常を認めるときには人工呼吸療法の適応となります．

◉ 人工呼吸療法中は，気管チューブを留置することや，高濃度酸素を供給することで，酸素中毒，人工呼吸器関連事象（VAE）などの合併症を生じます．

◉ 人工呼吸療法は，自然呼吸と異なり陽圧換気となるため，主要臓器へさまざまな影響を及ぼします．また非生理的な呼吸であり，さまざまな合併症をもたらします．これらの合併症を抑え患者の苦痛を減らすためにも，早期離脱は重要です．

人工呼吸療法を受ける患者の理解

1 人工呼吸療法の適応

　人工呼吸器は生命維持装置の1つではありますが，さまざまな場で用いられ，その適応も拡大しています．人工呼吸療法を受ける患者は，呼吸器疾患に限らず循環障害，意識障害，外傷など多岐にわたり，使用期間も急性期だけでなく，長期装着を必要とする慢性期から在宅まで広がっており，人工呼吸療法に携わる機会も増えています（**表1**）．

　人工呼吸療法の目的は，酸素化の改善，換気の改善，呼吸仕事量の軽減に大別されます（**表2**）．一般的に，酸素化と換気が維持されていれば人工呼吸器管理の必要

性を感じないかもしれませんが，最も重要なことは呼吸様式，呼吸仕事量であり，目的の中の「呼吸仕事量の軽減」は人工呼吸管理における本質的事項です．

　呼吸様式は，胸郭の挙上の程度や呼吸補助筋の使用の有無（**表3**），呼吸回数などから判断します．呼吸補助筋とは，横隔膜の収縮以外に呼吸を行うための筋肉の総称です．通常の呼吸は横隔膜が呼吸の8割を担っていますが，十分に呼吸ができなくなると呼吸補助筋が使われます．呼吸補助筋はエネルギーを多く使うため酸素消費量が多くなり，呼吸筋疲労をきたします．呼吸回数は26回/分以上を頻呼吸，10回/分未満を徐呼吸とされます．肺炎や無気肺などで一回換気量が低下するとこれを代償するために頻呼吸となり，その代償もやがて破綻す

表1　人工呼吸療法の適応

1．酸素化不全，換気不全を呈する各種呼吸器疾患
2．大手術後（開心・開胸術後，移植手術後など）
3．重篤な外傷（胸部外傷，頭部外傷，多発骨折など）
4．意識障害（脳圧亢進を伴う中枢神経系疾患など）
5．循環障害（重症うっ血性心不全，各種ショック）
6．その他（気道閉塞，熱傷など）

文献1），p.12より引用

表3　呼吸筋補助の使用

- 胸鎖乳突筋の収縮
- 肋間筋の使用（吸気時の肋間の陥没）
- 鎖骨上窩の陥没

表2　人工呼吸療法の目的と開始基準

酸素化障害の改善	$PaO_2≦60Torr$（100％酸素10L/分以上の酸素吸入下）
	$SpO_2≦90$％（100％酸素10L/分以上の酸素吸入下）
換気障害の改善	$PaCO_2≦60Torr$（COPDなど慢性呼吸不全では20Torr以上の上昇）
呼吸仕事量の軽減	呼吸回数≧35回/分 呼吸様式の異常 高度の呼吸困難 意識レベルの低下

ると徐呼吸，さらに呼吸停止となります．このように，酸素化や換気が維持されていても，呼吸様式や頻呼吸などの異常を認めるときには人工呼吸療法の適応となることを認識することが重要です．

② 人工呼吸療法を受ける患者の身体的，心理的，認知的特徴

　近年，ICU患者の生存率の向上に伴い，集中治療を受けた後の後遺症として集中治療後症候群（PICS）を有する患者が増加しています．PICSとは，重症疾患後に発症もしくは悪化した身体面，認知面，精神面の機能障害であり，患者の長期的機能予後やQOLが低下すると考えられています（図1）．

1）身体的特徴

　人工呼吸療法を必要とする患者は必要なエネルギーを得るために，蓄えられていた筋肉や脂肪などを消費し，筋力低下，体重減少をきたします．筋肉の消費は呼吸筋にも及び，呼吸筋・肺機能も低下します．

　ベッド上安静に伴う筋廃用は運動機能も低下させADLの低下を招きます．また，ICUに入室後に発症する左右対称性の四肢麻痺（ICU-AW）を合併することもあります．

2）心理的特徴

　人工呼吸療法を受ける患者は不安や抑うつ症状を有する割合が多く，人工呼吸療法中の鎮静や身体抑制はPTSDのリスクとなっています．

3）認知的特徴

　人工呼吸療法を受ける患者は，記憶，思考，理解といっ

た認知機能障害を認めることが知られています．人工呼吸療法中の低酸素症，低血圧，代謝異常やせん妄の発症などが長期的な認知機能障害に影響していると考えられています．

*

　PICSの要因は，患者の疾患および重症度，医療ケア介入，アラーム音や光などの環境因子，ストレスなど精神的要因がかかわっているとされています．回避困難なことも多々ありますが，PICSのリスク因子を知り，環境因子など回避可能な因子への介入が求められます．

人工呼吸療法を受ける患者の理解

① 人工呼吸療法が生体に及ぼす影響

　人工呼吸療法は，自然呼吸と異なり陽圧換気となるため，主要臓器へさまざまな影響を及ぼします．

1）呼吸器系への影響

　自然呼吸では横隔膜が低下し，仰臥位でも腹側より背側のほうが大きく動くため，血流の多い背側に空気が多くなり，効率よくガス交換ができます．人工呼吸下では横隔膜が低下しないため，背側の肺は腹腔内臓器に圧迫されて空気が入りづらく，圧迫の少ない腹側の肺に空気が入りやすくなります（図2）．すると血流の多い背側の肺に空気が少なく，ガス交換の効率が悪くなり，換気・血流比の不均衡が起こります．また，背側の肺は，重力や腹腔内臓器の圧迫でつぶれやすく，無気肺を形成しやすくなり，換気・血流比の不均衡は助長されます．

　さらに人工呼吸療法は，陽圧で換気することで肺実質をも障害します．大きな換気量にすると肺胞を過膨張にさせ，肺胞障害を起こす容量傷害．低いPEEPでの繰

PICS：post intensive care syndrome，集中治療後症候群　　ICU-AW：ICU-aquired weakness，ICU関連筋力低下
PTSD：post-traumatic stress disorder，心的外傷後ストレス障害

図1　集中治療後症候群（PICS）

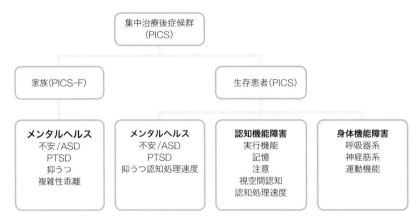

Needham DM, et al.: Improving long-term outcomes after discharge from intensive care unit: Report from a stakeholders' conference. Crit Care Med, 40（2）: 502-509, 2012. より引用

り返される肺胞虚脱と再開放により，肺胞どうしがずり応力によって炎症を起こす虚脱肺傷害．肺の過膨張によるケミカルメディエーター（炎症物質）の遊離によって，肺胞の炎症を起こす炎症性傷害．これらを人工呼吸器関連肺傷害（VALI）といいます．VALIの中でもとくに注意が必要なのは気胸です．

気胸は医原性の合併症であり，陽圧で換気されているため治りにくく呼吸状態をさらに悪化させます．VALIを予防するために，低一回換気量（6mL/kg），吸気プラトー圧<30cmH$_2$O，肺胞虚脱を防ぐレベルのPEEP管理を肺保護戦略として行います．

2）循環器系への影響

自然呼吸では吸気時に胸腔内が陰圧となるため，胸腔内外の血管の圧較差が生じることで上下大静脈の血液が心臓へ流れ込みます．しかし人工呼吸では，胸腔が陽圧となり心臓へ血液が流入しづらくなるため，静脈還流量が減少し，心拍出量の減少，血圧低下をきたします．

この心拍出量の減少は交感神経の緊張を起こし，全身の血管を収縮させ，各臓器への血液分布に変化をもたらします．

3）腎臓への影響

人工呼吸では，心拍出量の減少に伴い腎血流量が減少するほか，抗利尿ホルモン（ADH）が分泌し，尿量が減少します．

また，レニン・アンジオテンシン・アルドステロン系の働きで，腎尿細管でのNaの再吸収が促進され，さらに尿量減少や体液が貯留しやすくなります．

4）肝臓への影響

胸腔内圧の上昇・静脈還流の減少は，肝静脈血の流出障害を起こし，肝臓では肝うっ血が起こります．さらに交感神経の緊張により腹腔内血管の収縮や，横隔膜が圧排されて腹腔内圧の上昇が起こります．すると，肝静脈・門脈系の血流減少が生じ，肝機能障害を引き起こします．

また，肝内胆管の狭窄や胆汁の流出障害を起こし，血中ビリルビンの上昇，黄疸を伴う肝障害をきたすこともあります．これら腹腔内圧の上昇や血流障害は，胃粘膜や腸管血流の減少にもつながり，胃潰瘍やイレウスなどの原因にもなります．ほかに，人工呼吸中は鎮痛鎮静など，薬剤性の肝障害も加味しなくてはなりません．

5）中枢神経系への影響

人工呼吸によって胸腔内圧が陽圧となり，上大静脈も圧迫されます．上大静脈圧の上昇は内頸静脈圧を上昇させ，頭蓋内圧が上昇し，脳還流圧を低下させ，脳循環を悪化させる要因となります．

PICS：post intensive care syndrome，集中治療後症候群　　ICU-AW：ICU-aquired weakness，ICU関連筋力低下
PTSD：post-traumatic stress disorder，心的外傷後ストレス障害　　VALI：ventilator associate lung injury，人工呼吸器関連肺傷害
ADH：anti-diuretic hormone，抗利尿ホルモン

図2　自然呼吸と陽圧呼吸の違い

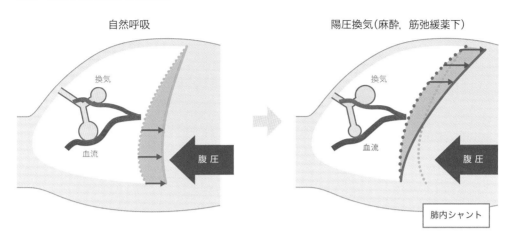

自然呼吸　　　　　　　　　　　　　陽圧換気（麻酔，筋弛緩薬下）

肺内シャント

❷ 人工呼吸療法の合併症

人工呼吸療法中は，気管チューブを留置することや高濃度酸素を供給することで合併症を生じます．

1）気管チューブ留置に伴う合併症

（1）片肺挿管

挿管時だけでなく，口腔ケアや気管チューブの巻き直し時の押し込みで起こります．口角の固定長やマーキングのずれ，口内での気管チューブのたわみがないか確認するとともに，胸部X線上は気管分岐部上2～4cm程度にあることを確認しましょう．

（2）気管チューブの閉塞

気管チューブの閉塞は，気管チューブの折れ曲がりや患者が気管チューブを噛む，気管チューブ内壁の粘稠痰の付着などにより起こります．患者が咬合する場合はバイトブロックを使用します．粘稠痰の場合は適切な加温加湿を図ります．たとえば，人工鼻回路の場合は加温加湿器回路へ変更する，室温による回路の冷却を防止するなどがあります．

（3）喉頭浮腫

太い気管チューブの挿入や過剰輸液などにより喉頭浮腫を起こし，抜管後の気道狭窄や気道閉塞を起こす場合があります（p.171抜管前評価参照）．

（4）気道粘膜線毛運動障害

気道分泌物の輸送に重要な気道粘膜の線毛は，気管チューブによる物理的な損傷だけでなく，人工呼吸器から送気される低温で乾燥した医療ガスによっても障害されます．気道分泌物の性状観察とともに，適切な加温

加湿管理が必要です．

2）高濃度酸素による合併症：酸素中毒

低酸素血症の改善や呼吸仕事量の軽減のために酸素投与は重要ですが，必要以上の高濃度酸素は酸素中毒になります．酸素中毒とは，高濃度酸素の投与により活性酸素が生成され，気道粘膜や肺胞の障害を起こすことで，呼吸不全に陥る場合もあります．

酸素化が改善されたら，酸素濃度は0.5～0.6以上が長期化しないように管理します．

3）人工呼吸器関連事象（VAE）

VAP（人工呼吸器関連肺炎）は，気管挿管と人工呼吸開始から48時間以降に発症する肺炎と定義され，医療関連感染の1つとして重要な問題です．VAPの診断基準は，胸部X線異常陰影の出現，肺酸素化能の低下，膿性気道分泌物などが含まれています．原因は，誤嚥や仰臥位，過鎮静，気道反射低下などがあります．予防は頭部挙上，口腔ケア，適切な鎮静・1日1回の鎮静解除，手指衛生などVAP予防バンドルとして提唱されています．

ところが近年，VAPの診断は主観に頼りすぎ，感度・特異度が悪いため評価者によってバラつきがあると指摘されたことにより，2013年米国のThe Centers for Disease Control and Prevention（CDC）/ National Healthcare Safety Network（NHSN）は，新しい人工呼吸器関連事象（VAE）としてVAEサーベイランスの診断アルゴリズムを提唱しました（**図3**）．このアルゴリズムは，はじめの段階で感染の有無を問わず，胸部X線の評価を

5 早期離床

図3　VAE診断サーベイランス

> ・人工呼吸器管理下にて，1日の最小のF$_I$O$_2$またはPEEP値が，安定・低下していく状態が2日以上持続する『基準時期』があり，酸素化の悪化により，F$_I$O$_2$またはPEEPが増加した日の直前に，2日以上の『基準時期』を経過していること．
> ・『基準時期』後の酸素化悪化時に，以下の基準のうち1つ以上を有していること．
> 　①基準時期における1日の最小F$_I$O$_2$を0.20以上増加する状態が2日以上持続する．
> 　②基準時期における1日の最小PEEPを3cmH$_2$O以上増加する状態が2日以上持続する．

人工呼吸器関連状態
(Ventilator-Associated Condition：VAC)

> ・患者がVACの診断基準を満たしていること．
> ・人工呼吸器管理を開始して3日以上経過しており，酸素化が悪化した日の前後2日間に以下の基準の両方を有していること．
> 　①体温が38℃以上または36℃未満，白血球数が12,000/mm^{3}以上，または4,000/mm^{3}以下であること．
> 　②新たな抗菌薬が開始され，4日以上継続されていること．

感染関連性人工呼吸器関連合併症
(Infection-Related Ventilator-Associated Complication：IVAC)

> ・患者がVACとIVACの診断基準を満たしていること．
> ・人工呼吸器換気を開始して3日目あるいはそれ以降で，酸素化が悪化した日の前後2日間に，以下の基準のいずれか1つを有していること．
> 　①膿性気管内分泌物(1つ以上の採取検体にて)
> 　　・低拡大視野(100倍あたり)25個以上の好中球または，10個以下の扁平上皮細胞を含む，肺・気管支・気管からの分泌物として定義される．
> 　　・検査報告が半定量的結果である場合，その結果は上記の定量的閾値に相当するものでなければならない．
> 　②喀痰・気管内吸引物，BAL，PSB，肺組織の培養陽性(定性的，半定量的，定量的)
> 　　ただし，肺組織以外の検体では以下を除く．
> 　　・正常呼吸器系/口腔内細菌叢，混合呼吸器系/口腔内細菌叢，またはそれに相当するもの
> 　　・カンジダ属や，そのほかに特定されない発酵菌
> 　　・コアグラーゼ陰性黄色ブドウ球菌属
> 　　・腸内細菌属

VAP可能性例
(possible VAP)

CDC's National Healthcare Safety Network: Ventilator-Associated Event (VAE) for use in adult locations only. より引用，一部改変

削除するなど客観的指標でVAEを評価できるようになりました．

❸ 人工呼吸療法の早期離脱の必要性

　人工呼吸療法は酸素化や換気の改善，呼吸仕事量の軽減のために必要な管理ですが，非生理的な呼吸であり，陽圧換気や気管チューブによるさまざまな合併症をもたらします．これらの合併症を抑え患者の苦痛を減らすためにも，早期離脱は重要であり，かつICU滞在日数の短縮や医療コストの削減にも貢献します．

　しかし，早期離脱のためには，重症病態からの回復，そのためのケア，安全な離脱プロセスを理解する必要があります．

引用・参考文献
1) 日本クリティカルケア看護学会監：人工呼吸器離脱のための標準テキスト．学研メディカル秀潤社，2015.
2) 井上茂亮，畠山淳司，斉藤伸行ほか：ICU-acquired weaknessとPost-Intensive Care Syndrome-最近の話題と動向-. ICUとCCU, 39(8)：477-485, 2015.
3) 早川桂：VAP(人工呼吸器関連肺炎)とVAE．レジデントノート，17(12)：2303-2304, 2015.

VAE：ventilator-associated pneumonia，人工呼吸器関連事象　　VAP：ventilator-associated pneumonia，人工呼吸器関連肺炎
CDC：The Centers for Disease Control and Prevention，アメリカ疾病予防管理センター
NHSN：National Healthcare Safety Network，全米医療安全ネットワーク

3 人工呼吸器離脱プロトコルとその実際

小倉記念病院 クオリティマネジメント科 科長 急性・重症患者看護専門看護師 **立野淳子**

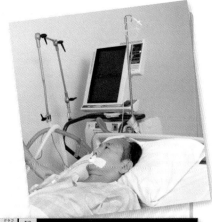

◉ 人工呼吸管理離脱プロトコルは，①SAT（自発覚醒トライアル），②SBT（自発呼吸トライアル），③抜管の検討という3ステップで構成されています．ステップ1で覚醒が得られるかどうか評価し，離脱できるか否かの判断をステップ2で行い，ステップ3で抜管後のリスクに応じた予測的な準備を推奨しています．

◉ 本プロトコルではSBTの方法として，1日1回，F_IO_2 50％以下の設定で，人工呼吸器の設定をCPAP ≦ 5cmH$_2$O，PS 5cmH$_2$OまたはTピースに変更し，30分から2時間観察することを提案しています．

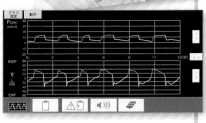

◉ ウィーニング中にはさまざまな問題が生じる可能性があり，問題の原因をアセスメントする能力，原因を改善するためのケアスキルも必須です．医療チーム全体で知識を共有し，実践するための教育体制を整備することが求められます．

5 早期離床

2015年，わが国で初めての人工呼吸器離脱に関するプロトコル（以下，本プロトコルとする）が3学会合同（日本集中治療医学会，日本呼吸療法医学会，日本クリティカルケア看護学会）で公表されました．以降，本プロトコルを用いた研究報告が散見されるようになり，全国の医療施設で人工呼吸器離脱にかかわる医療チームに活用されつつあることを実感しています．

本プロトコルが公表された背景はp.162を参照いただき，ここではまず，本プロトコルの全体像を解説したのち，医療チームの一員である看護師として，本プロトコルを活用する際のポイントや工夫を紹介します．

人工呼吸器離脱プロトコルの全体像

1 本プロトコルの流れ

本プロトコルは，①SAT（自発覚醒トライアル），②SBT（自発呼吸トライアル），③抜管の検討という3ステップで構成されています（**図1**）．

本プロトコルの中核である人工呼吸器から離脱できるか否かの判断は，SBT（ステップ2）で評価しますが，深鎮静の状態にあっては呼吸状態を正確に評価することはできません．そこで，SBTに先立ち，覚醒が得られるかどうかを評価するのがステップ1のSATです．

SAT：spontaneous awakening trial，自発覚醒トライアル　　SBT：spontaneous breathing trial，自発呼吸トライアル

図1　人工呼吸器離脱プロトコルの流れ

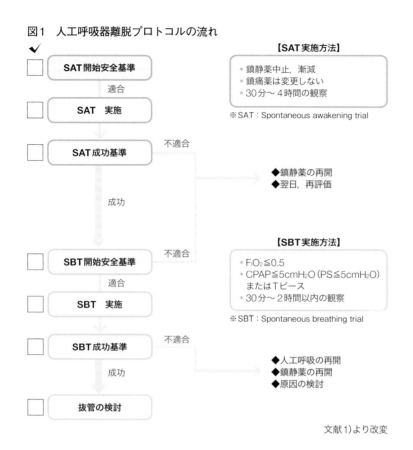

文献1）より改変

SATに成功すると，ステップ2のSBTに進みます．

SBTは，人工呼吸器からの離脱が可能な呼吸能力があるかどうかを判断するためのテストです．SBTに成功したからといって，抜管できるかどうかは別の判断が必要です．

本プロトコルでは，ステップ3の抜管の検討において，気道狭窄のリスクを判断し，リスクに応じた予測的な準備をしておくことを推奨しています．以下，各ステップの詳細を示します．

② SAT（Spontaneous Awakening Trial：自発覚醒トライアル）

SATとは，SBT前に鎮静薬を中止または減量し，自発的に覚醒が得られるかを評価するテストです．このとき，鎮痛薬は中止しません．SATを実施することで興奮状態が強くなったり，呼吸，循環動態が不安定になることもあるため，開始前に安全基準（表1）を満たしているかをチェックしたうえで安全に開始することが大切です．

SAT開始基準をクリアしたら，鎮静薬を中止または減量しSATを開始します．鎮静薬を中止するか，どの程度減量するかは，症例に応じて医療チームで検討しておく必要があります．

本プロトコルでは，SATの至適実施時間は，鎮静薬の種類により異なるため30分から4時間の間隔で設定されています．SAT開始後，十分に覚醒が確認できたらSAT成功基準（表2）を用いて評価します．

SATの途中で，興奮状態や不安が強くなった場合や，呼吸・循環動態が不安定になった場合には，SAT失敗と判断し，再鎮静を考慮すべきであり，翌日以降に再度SATの実施を検討します．

③ SBT（Spontaneous Breathing Trial：自発呼吸トライアル）

SBTとは，人工呼吸による補助がない状態に耐えられるかどうかを確認するテストです．SBTもSATと同様に，開始安全基準の評価から始め，SBTの実施，成功判断の3つの過程に分かれています．

表1 SAT開始安全基準

以下の事項に該当しない
● 興奮状態が持続し，鎮静薬の投与量が増加している ● 筋弛緩薬を使用している ● 24時間以内の新たな不整脈や心筋虚血の徴候 ● 痙攣，アルコール離脱症状のため鎮静薬を持続投与中 ● 頭蓋内圧の上昇 ● 医師の判断

文献1)より引用

表2 SAT成功基準

①②ともにクリアできた場合を「成功」
①RASS：−1〜0 ②鎮静薬を中止して30分以上過ぎても次の状態とならない 　● 興奮状態 　● 持続的な不安状態 　● 鎮痛薬を投与しても痛みをコントロールできない 　● 頻呼吸(呼吸数≧35回/分，5分間以上) 　● SpO$_2$＜90％が持続し，対応が必要 　● 新たな不整脈

文献1)より引用

表3 SBT開始安全基準

①〜⑤をすべてクリアした場合「SBT実施可能」	
①酸素化が十分である	● F$_I$O$_2$≦0.5かつPEEP≦8cmH$_2$OのもとでSpO$_2$＞90％
②血行動態が安定している	● 急性の心筋虚血，重篤な不整脈がない ● 心拍数≦140 bpm ● 昇圧薬の使用について少量は容認する 　(DOA≦5μg/kg/min，DOB≦5μg/kg/min，NAD≦0.05μg/kg/min)
③十分な吸気努力がある	● 一回換気量＞5mL/kg ● 分時換気量＜15L/分 ● Rapid shallow breathing index(1分間の呼吸回数/一回換気量[L])＜105回/min/L ● 呼吸性アシドーシスがない(pH＞7.25)
④異常呼吸パターンを認めない	● 呼吸補助筋の過剰な使用がない ● シーソー呼吸(奇異性呼吸)がない
⑤全身状態が安定している	● 発熱がない ● 重篤な電解質異常を認めない ● 重篤な貧血を認めない ● 重篤な体液過剰を認めない

文献1)より引用

SBTの開始安全基準を**表3**に示しました．この基準は，酸素化能と換気能は十分か，SBTの失敗につながるような全身状態はないかを統合的に判断するよう設定されており，これらの項目のすべてをクリアした場合にSBTの実施に進みます．

SBTの方法は，これまでさまざまな臨床研究が行われてきましたが，本プロトコルでは，SBTの方法として，1日1回，吸入気酸素濃度(F$_I$O$_2$)50％以下の設定で，人工呼吸器の設定をCPAP(持続気道陽圧)≦5cmH$_2$O，PS 5cmH$_2$OまたはTピースに変更し，30分から2時間観察することを提案しています．

SBT開始後30分経過したらSBT成功基準(**表4**)を評価します．すべての項目がクリアしていれば次のステップである抜管の検討に進みますが，SBT成功基準に不適合(＝失敗)となった場合には，SBT前の人工呼吸器の条件に戻し，失敗にいたった原因を検討し，改善の策を講じて，翌日再びSBTの開始安全基準の評価から開始します．

4 抜管前評価と抜管後の観察

SBTに成功したら，抜管の検討に進みます．

抜管に伴う最大のリスクは上気道の狭窄または閉塞です．抜管後に上気道の狭窄が起こるかどうかは実際に抜管してみなければわかりませんが，事前に抜管後の上気道狭窄の危険因子はないか，上気道狭窄のリスクの程度(**図2**)を医療チームで検討し，リスクに応じた対応を講じておくことが重要です．

抜管後上気道狭窄のリスク因子に該当があれば，カ

CPAP：continuous positive airway pressure，持続気道陽圧　　PS：pressure support，プレッシャーサポート

表4　SBT成功基準

- 呼吸数＜30回/min
- 開始前と比べて明らかな低下がない(たとえばSpO₂≧94％，PaO₂≧70mmHg)
- 心拍数＜140bpm，新たな不整脈や心筋虚血の徴候を認めない
- 過度の血圧上昇を認めない

以下の呼吸窮迫の徴候を認めない(SBT前の状態と比較する)
- 呼吸補助筋の過剰な使用がない
- シーソー呼吸(奇異性呼吸)
- 冷汗
- 重度の呼吸困難感，不安感，不穏状態

文献1)より引用

図2　上気道狭窄の危険因子および上気道狭窄のリスクの程度と対応

評価：抜管後気道狭窄の危険因子

以下の危険因子がある場合は，カフリークテストにより評価することが望ましい
□長期挿管＞48時間　□女性　□大口径気管チューブ　□挿管困難　□外傷　□＿＿＿＿＿　など

評価：再挿管の危険因子

抜管リスクの分類

以下の危険因子が1つでもある	以下の危険因子が2つ以上ある	
＜例＞	□十分な咳嗽反射なし	
□上気道部手術の術後	□頻回な気管吸引(2時間1回以上)	
□頸部の血腫：術後	□頻回な口腔内吸引	危険因子なし
□反回神経麻痺の可能性	□SBT失敗≧3回	
□開口困難	□慢性呼吸不全(COPDなど)	
□頸椎術後	□低栄養	
□挿管困難の既往	□水分過多　など	
□カフリークテスト陽性　など		

抜管前対応

超高リスク群	**高リスク群**	**低リスク群**
□喉頭浮腫の評価	□排痰促進およびポジショニング	□再挿管の準備
□頭部挙上・利尿による浮腫軽減	□呼吸リハビリテーション	
□ステロイド投与	□再挿管の準備	
□抜管時のTE*の使用準備	□非侵襲的陽圧換気の準備	
□非侵襲的陽圧換気の準備	□抜管時のTE*の使用準備　など	
□再挿管の準備(緊急気管切開)など		
□抜管時の麻酔科医等の立会		
＊TE：チューブエクスチェンジャー		

抜管時の対応と抜管後の評価

抜管

□医療従事者間の明確な情報伝達・綿密なモニタリング　　　　　(★各リスク群の対応は本文参照)
□抜管後1時間は15分毎に以下の項目を評価する
　呼吸数・SpO₂・心拍数・血圧・意識状態・呼吸困難感・呼吸様式・咳嗽能力・頸部聴診・嗄声/喘鳴
□動脈血液ガス分析→超高リスク・高リスク群：抜管後30分の時点

文献1)より改変

表5 カフリークテストの手順

① テストによる誤嚥を防ぐため，口腔内吸引，気管吸引を十分に行う．
② 人工呼吸器設定は調節呼吸（Assist Control：A/C）とする．
③ カフを入れた状態で吸気呼気のVt1を，人工呼吸器モニターを用いて測定・記録する．
④ 気管チューブのカフを抜く．
⑤ 患者の呼吸状態が安定したところで，連続6呼吸サイクルの呼気Vtを，人工呼吸器モニターを用いて計測・記録する．
⑥ ⑤の値のうち低いほうから3サイクルの測定値の平均値Vt2を算出する．

評価基準：カフリークボリューム（Vt1–Vt2）が110 mL以下，もしくは前後の変化率（Vt1–Vt2）/ Vt1が10％以下の場合は陽性と判断し，抜管後上気道狭窄の発生が予測される．

文献1）より引用

フリーテストを実施し危険性を評価します．カフリークテストの方法は施設間で多少異なりますが，本プロトコルで示されている標準的な方法を**表5**に示します．カフリークテストを実施する際には，カフエアを抜くことで，カフ上にたまっている分泌物が下気道に流れ込むため，実施前に口腔吸引→気管吸引→カフ上部吸引の順に十分な吸引を行っておくことが大切です．

上気道狭窄は抜管直後～1時間程度は最もリスクが高いため，十分なモニタリング下で，意識レベルや呼吸状態の観察を続けます．

本プロトコルを活用するうえで大切なこと

1 プロトコル適応症例について医療チームで検討しておくこと

本プロトコルの対象年齢は15歳以上です．また，本プロトコルでは適応となる具体的な疾患や病態は設定されていません．しかし，プロトコルが作成された背景には，医師が他患者の診療で不在のためウィーニングが進まないなど医療者側の体制による人工呼吸器からの離脱の遅れが問題になったことがあります．

諸外国では以前より，医師以外の多職種からなる医療チームが標準的なプロトコルに従い継続的に離脱過程を進むことによる有害事象の報告はなく，むしろ人工呼吸器期間の短縮に貢献できることが明らかにされてきました．わが国でも人工呼吸器からの離脱に関する一定の教育を受けた医療チームがプロトコルに従い

ウィーニングを進めることで，より安全でスムーズな離脱が目指せるものと思います．人工呼吸器装着患者の日々の目標を朝の段階で医療チームで確認し，プロトコルの適応となるかについて合意を得ておくことが必要であると思います．

2 人工呼吸管理および離脱に関する高いアセスメント能力と呼吸ケアスキルを習得しておくこと

プロトコルとは，ある事項を確実に実行するための手順を定めたものです．多職種からなる医療チームの共通言語となる点では有益ですが，実際に活用するうえでは，手順だけを知っていても安全に運用することはできません．

人工呼吸からのウィーニング中には，酸素化や換気の問題をはじめさまざまな問題が生じる可能性があります．呼吸・循環モニタリングやフィジカルアセスメント，人工呼吸器の設定など必要な知識は多岐にわたります．また，問題が生じたときには，その原因をアセスメントする能力，原因を改善するためのケアスキルも必須です．

医療チーム全体で知識を共有し，実践するための教育体制を整備することが求められます．

引用・参考文献
1）日本集中治療医学会，日本呼吸療法医学会，日本クリティカルケア看護学会．人工呼吸器離脱に関する3学会合同プロトコル．
http://jaccn.umin.jp/guide/pdf/proto1.pdf
http://jaccn.umin.jp/guide/pdf/proto2.pdf

5 早期離床

Part2 やさしい人工呼吸器離脱の進め方

④ 人工呼吸器離脱 プロセスを身につけるために

公立陶生病院　集中治療室　看護師長　集中ケア認定看護師　**濱本実也**

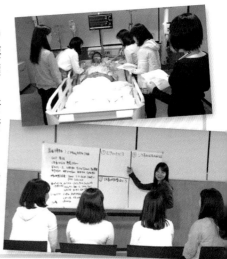

- 日本クリティカルケア看護学会では，段階的に学べる3つの教育システムを提供しています．人工呼吸器離脱に必要な知識をていねいに解説した「人工呼吸器離脱のための標準テキスト」，テキストの実践的な内容のトレーニング・知識確認までを網羅した「eラーニング」(2020年1月で新規申し込み終了)，実践とグループ討議により知識の定着を図る「シミュレーション」です．

- テキストや研修で得た知識は，臨床で繰り返し使い，そして，周囲のスタッフへ伝達しましょう．そこで生まれるディスカッションによって，新たな知識を獲得することができます．

人工呼吸器離脱プロトコル

　2015年，呼吸療法を主導してきた3つの学会(日本集中治療医学会・日本呼吸療法医学会・日本クリティカルケア看護学会)により「人工呼吸器離脱プロトコル」が作成されました．このプロトコルには，人工呼吸器離脱の手順だけでなく，評価の視点や抜管に伴うリスクと対応までがわかりやすく示されており，コメディカルによる対応も視野に入れた実践的なプロトコルといえます．

　ただし，看護師がこれを臨床で使用するためには，ある程度の教育・訓練が必要です．人工呼吸器離脱に必要な知識，そしてプロセスを身につけるには，どのような学習が効果的なのでしょうか？

　本稿では，知識の獲得と定着に必要な学習形態を考えつつ，質の高い教材や教育プログラムなどを紹介します．

知識を獲得し，定着させるには

　人工呼吸器離脱プロセスを身につけるためには，学んだ知識を繰り返し使うことで「知識を定着」させることが重要です．「繰り返して身につけるのは技術ではないの？」と不思議に思われるかもしれませんが，重要なことは技術の提供に伴う「知識」を豊富に貯えることです．

　人工呼吸器離脱に直接かかわる技術は，「鎮静薬の調整」「人工呼吸器の設定変更」「抜管」「酸素療法」など，決してむずかしいものではありません．しかし，それを安全に実施するためには，状況判断能力，リスクの予測や安全性の判断，結果(成功・不成功)の評価，成功するために必要なケアの立案など，多くの複雑な知識を要します．さらに，その知識を臨床で「使える」ところまで，育てておくことが重要です．

表1　人工呼吸器離脱プロセスを身につけることの意味（必要性）

- 人工呼吸器を離脱する上で，どのような（どの段階に）問題があるのか評価できる．
- 人工呼吸器離脱に向け，何をすべきかがわかる．
- 鎮静レベル，酸素化能，換気能，水分バランスなど，アセスメントに必要な視点を養うことができる．
- 医師を含むチームの中で，必要な知識を持ってディスカッションすることができる．
- 人工呼吸器離脱および抜管，さらに抜管後に起こりやすいトラブルの早期発見と対応が可能となる．

図1　アクティブ・ラーニング（能動的学習）平均学習定着率

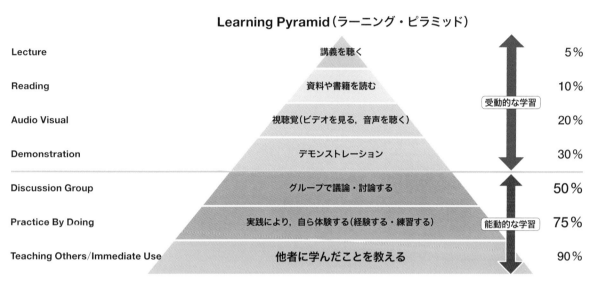

Learning Pyramid（ラーニング・ピラミッド）

Lecture	講義を聴く	5%
Reading	資料や書籍を読む	10%
Audio Visual	視聴覚（ビデオを見る，音声を聴く）	20%
Demonstration	デモンストレーション	30%
Discussion Group	グループで議論・討論する	50%
Practice By Doing	実践により，自ら体験する（経験する・練習する）	75%
Teaching Others/Immediate Use	他者に学んだことを教える	90%

受動的な学習　能動的な学習

National Traing Laboratories, Bethel ME：The Learning Pyramid, National Training Laboratories, 1990. より引用

1 必要性を理解する・感じる

まずは，人工呼吸器離脱プロセスを身につけることの必要性について考えてみてください．皆さん自身が「必要だと感じる」ことが，長期記憶つまり記憶の定着を図るうえで非常に重要です．

表1に看護師が人工呼吸器離脱プロセスを身につけることの意味（必要性）についてまとめました．実際に人工呼吸器離脱プロセスを学ぶ中で，さらに多くの必要性が見出せると思います．

2 段階的に学ぶ

学習内容と知識の定着率については，「ラーニング・ピラミッド（図1）」が有名です．「講義」から「他者へ教える」までの知識の定着率について示したもので，これによれば，学習者が能動的にかかわる割合が増えるほど，知識の定着率が向上することになります．

ただし，基本的な知識がない状態で「討議」はむずかしいでしょうし，見たこともないものを「実施する」のは現実的ではありません．講義などの「受動的な学習」と組み合わせながら，段階的に「能動的な学習」に移行するのが効果的だといえます．

3 日本クリティカルケア看護学会が提供する3つの教育

日本クリティカルケア看護学会では段階的に学べる3つの教育システムを提供しています．1つ目は，人工呼吸器離脱に必要な知識をていねいに解説した「人工呼吸器離脱のための標準テキスト」，2つ目はテキストの実践的な内容のトレーニング・知識確認までを網羅した「eラーニング」（2020年1月で新規申し込み終了），3つ目は実践とグループ討議により知識の確認と定着を図る「シミュレーション」です．

これらの教育システムをラーニング・ピラミッドに当てはめて考えてみます（図2）．テキストを読むことから始まり，シミュレーション練習に至るまで支援する教育システムは，ラーニング・ピラミッドのほとんどの領

175

図2　日本クリティカルケア看護学会が提供する3つの教育

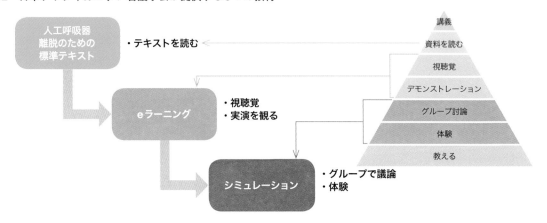

図3　人工呼吸器離脱のための標準テキスト

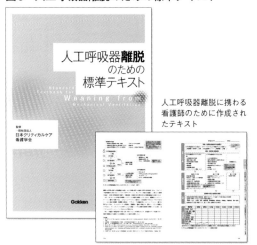

人工呼吸器離脱に携わる
看護師のために作成され
たテキスト

図4　人工呼吸器離脱プロトコル教育コースeラーニング

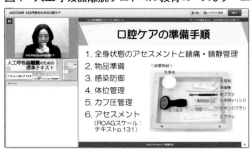

3学会合同人工呼吸器離脱プロトコルが学べるeラーニングシステム.

域を網羅し，難易度そして定着率を考えた段階的な教育
システムであることがわかります．

1) 人工呼吸器離脱のための標準テキスト

　人工呼吸器離脱に携わる看護師のために作成された
テキストで，人工呼吸療法を受ける患者の特徴や人工呼
吸療法による生体への影響，人工呼吸器の基礎知識や全
身状態のアセスメント，ケアのポイントなど必要不可欠
な知識が，コンパクトにわかりやすくまとめられていま
す（**図3**）．

2) eラーニング（2020年1月で新規申し込み終了）

　人工呼吸器離脱のための標準テキストに基づき，「総
論」「病態」「人工呼吸器関連」「ケア」「人工呼吸器離脱プロ

トコル」など，重要な内容をピックアップして解説した
内容です（**図4**）．また，事例演習や視聴後の知識確認（問
題にチャレンジ！）など，知識を身につけるためのさま
ざまな工夫を施しました．

　なお，このeラーニングは，複数年間の実施において
一定の成果を収めたとともに，一方ではプログラム内容
の継続的アップツーデイトも必要なため，いったん受講
システムは終了としています．引き続き，eラーニング
プログラムを踏襲したセミナー形式による学習支援ス
タイルを当面は実施していく予定です．

3) シミュレーション・トレーニング

　シミュレーションでは，実際の患者の疾患の特徴や
症状，臨床場面を可能な限り忠実に再現しています．多
くのシナリオを繰り返し経験することで，テキストとe
ラーニングで学んだ知識を統合し，考える力を養います
（**表2**）．ここでは，通常の人工呼吸器離脱の対応だけで
なく，トラブルの予測と評価，急変対応に至るまでさま

表2　シミュレーション・コースプログラムの概要

内　容
オリエンテーション
チーム・ビルディング
シミュレーションの概要・注意点
シナリオ1〜4
昼休憩
シナリオ5〜7
休憩
シナリオ8〜10
休憩
シナリオ11〜12
まとめ

図5　シミュレーションの流れ

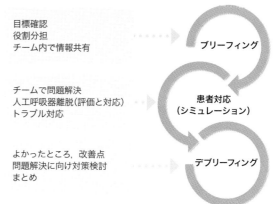

目標確認
役割分担
チーム内で情報共有　　⋯⋯⋯⋯▶ ブリーフィング

チームで問題解決
人工呼吸器離脱(評価と対応)
トラブル対応　　　　　　　　　　患者対応
　　　　　　　　　　　　　　　（シミュレーション）

よかったところ，改善点
問題解決に向け対策検討
まとめ　　　　　　　⋯⋯⋯⋯▶ デブリーフィング

写真1　ベッドサイドシミュレーションの実際

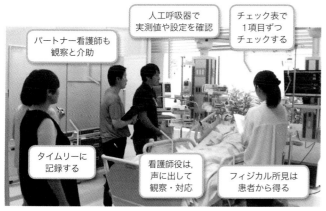

パートナー看護師も
観察と介助

人工呼吸器で
実測値や設定を確認

チェック表で
1項目ずつ
チェックする

タイムリーに
記録する

看護師役は，
声に出して
観察・対応

フィジカル所見は
患者から得る

チームメンバーと一緒に，しっかり考えてアセスメントし対応

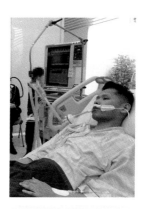

症状をリアルに再現する患者役

ざまなシチュエーションを経験することができます．

　実際のシミュレーションコースのプログラムとシミュレーションの流れを**図5**に示します．個人ではなく，チームで検討し対応するので，安心して取り組むことができますし，チーム内での役割分担やノンテクニカルスキルなどを学ぶ機会にもなります．何よりも，インストラクターや受講生とのディスカッション，臨床に即した経験から得られる「気づき」は，書籍や座学からは到底学べない「実践能力を支える生きた知識」になると思います．

　実際のシミュレーションの様子を紹介します（**写真1**）．受講申込みは，日本クリティカルケア看護学会ホームページから行えます．

❹ 臨床で使う・教える

　シミュレーションにより，さまざまな場面を経験したとしても，最終的に実臨床体験に勝る学びはありませ

ん．テキストや研修で得た知識を，ぜひ臨床で繰り返し使ってみましょう．

　本稿で紹介したテキストや研修の内容は，「人工呼吸器装着患者のアセスメントやケア」を支える知識でもあります．そして，できれば周囲のスタッフへ伝達しましょう．そこで生まれるディスカッションによって，新たな知識を獲得することができます．

＊

　「人工呼吸器離脱」を成功させるためには，医師だけでなく，看護師をはじめとするチームの力が求められます．チームの一員として，高い知識と技術を獲得することは，患者アウトカムを改善するために，そして少なくとも患者のニーズを満たすうえで非常に重要な要素だと思います．

　「人工呼吸器離脱プロセスを身につける」ための道は，すでに整えられています．ぜひ，チャレンジしてみてください．

5
早期離床

欧文・数字

あ行

ま行

ら行

すごく役立つ急性期の呼吸管理

2020 年 3 月 5 日　　　　初版　第 1 刷発行
2021 年 5 月 14 日　　　　初版　第 2 刷発行

監　修	道又　元裕（みちまた　ゆきひろ）	
発行人	小袋　朋子	
編集人	増田　和也	
発行所	株式会社 学研メディカル秀潤社	
	〒 141-8414 東京都品川区西五反田 2-11-8	
発売元	株式会社 学研プラス	
	〒 141-8415 東京都品川区西五反田 2-11-8	
印刷製本	株式会社真興社	

この本に関する各種お問い合わせ
【電話の場合】
● 編集内容については Tel 03-6431-1231（編集部）
● 在庫については Tel 03-6431-1234（営業部）
● 不良品（落丁, 乱丁）については Tel 0570-000577
　　学研業務センター
　　〒 354-0045　埼玉県入間郡三芳町上富 279-1
● 上記以外のお問い合わせは 学研グループ総合案内 0570-056-710（ナビダイヤル）
【文書の場合】
● 〒 141-8418　東京都品川区西五反田 2-11-8
　　学研お客様センター『すごく役立つ急性期の呼吸管理』係

©Y. Michimata 2020.　Printed in Japan
● ショメイ：スゴクヤクダツキュウセイキノコキュウカンリ
本書の無断転載, 複製, 頒布, 公衆送信, 翻訳, 翻案等を禁じます.
本書を代行業者等の第三者に依頼してスキャンやデジタル化することは, たとえ個人や家庭内
の利用であっても, 著作権法上, 認められておりません.
本書に掲載する著作物の複製権・翻訳権・譲渡権・公衆送信権（送信可能化権を含む）は株式会
社学研メディカル秀潤社が管理します.

JCOPY 〈出版者著作権管理機構委託出版物〉
本書の無断複写は著作権法上での例外を除き禁じられています. 複写される場合は, その
つど事前に, 出版者著作権管理機構（電話 03-5244-5088, FAX 03-5244-5089, e-mail: info@
jcopy.or.jp）の許可を得てください.